ことばのエイジング

ことばと脳と老化の科学

Tatsumi Itaru
辰巳 格［著］

大修館書店

まえがき

ひとは誰も年をとる。年をとると身体や精神機能にはいろいろな変化があらわれる。いわゆる「老化」すなわち加齢変化である。私は中でも言語機能や認知機能、それらを支える脳機能に興味があり、大学院生のときから現在にいたるまで、その研究にたずさわってきた。若い健常なときの言語能力にはどのような特徴があるのか、また健康に年をとった高齢者では言語やその他の高次機能、脳の形や働きがどのように変わるのか、あるいは高齢になるにしたがい増加する脳血管障害など脳の疾患は、それらの機能にどのような影響を与えるのかを研究してきた。

ことばは、私たちの生活に欠かせない。幼児のときから、ことばによってコミュニケートし、学校ではことばにより多くのことを学ぶ。社会に出てからもあらゆる場面でことばが活躍する。退職すると家にいる機会が多くなり、人によっては他人とのコミュニケーションの機会が急激に減るかもしれない。それでも日常生活でことばを使わないことはまれだろう。ときには高齢になるほど、家族や友人知人とのコミュニケーションは貴重になるかもしれない。

本書は、私が三〇年以上在籍した旧東京都老人総合研究所で研究所内外の研究者と共同で行った、コミュニケーションの基盤をなす言語能力の加齢変化や、脳の形態の加齢変化、言語に関与する脳活動の加齢変化に関する研究を中心に据え、言語や他の認知機能を維持し高めるにはどうしたらよいのかに関して、現在わかっていることについて述べた。（余談だが、東京都老人総合研究所は、現在、「地方独立行政法人 東京都健康長寿医療センター研究所」と名前を変えた。漢字二〇文字に仮名四文字。長すぎる！）

さて、こういう書物は客観的に記述するのがふつうで、「私」が出てくることはほとんどない。しかしこの本ではあちらこちらに「私」が顔を出す。ひとつには、著者がなりたての新人とはいえ、立派に前期高齢者なので、その経験を証拠として提示しておくのも悪くないと考えたためである。また編集者からは「何だか自虐的ですねえ」と評されたが、自らの実態も加えることで内容があまり堅くなりすぎないように配慮したからでもある。本書は専門書ではないので、この分野の用語についてはできるだけ平易に解説した。ただし、一般向けとはいえ、言語や脳機能の加齢変化に興味のある研究者や学生、医学や言語障害学、言語学、心理学などの近接領域の人にも興味が持てる内容にしたつもりである。

第1章では、知能とはどのようなものか、それが加齢や時代によってどう変化するのかを述べた。不愉快なことに高齢者の知能は若者より低いとされている。しかし本文を読めば杞憂であることがわかる。第2章では、高齢になるとだれでもが実感する記憶の衰えについて述べたが、記憶にもいろいろあって、高齢になっても忘れない記憶もある。続く三つの章はことばを聞く能力、たとえば高齢になるとなぜ都合の悪いことは聞こえにくくなるのか、そして話す能力、つまり「あれがあれかあ」などと代名詞が多用される理由、さらには漢字語や仮名語を読む能力、の加齢変化に関する内容である。6章と7章は、脳には萎縮する部位としない部位があること、またことばを思い出しているときの脳活動と脳の萎縮部位の関係を論じた。8章と9章では、脳の損傷により生じるさまざまなタイプの失語症と認知症、そして脳の萎縮や脳活動を維持・改善する方法について、現在知られていることを述べた。第10章は、ある高齢者の一日を随想風につづった。

本書の企画はなんと一〇年も前に大修館の日高美南子さんからいただいた。私がまだ高齢者ではないころである。しかし原稿の執筆は遅々として進まなかった。壮大な計画を立てていたからではない。怠けたからである。本の執筆には締切があるような、ないようなところがある。これがいけない。最初のうちは、何かと理由をつけ、原稿を伸ばし伸ばしにしていたが、ついには言い訳のタネも尽き果てる。催促されても返事ができない。電話が掛かってくるとうなだれる。こうしたことを何度も繰り返していた。そのうち私が東京都老人総合研究所を定年退職し、子どものことばの治療や研究を行うLD・Dyslexiaセンターに所属してからは、遠い話題となりつつあった。しかしある日、最後通牒が来た。日高さんの退職が近いことを知らされたのである。それからは多少、原稿が進んだと記憶している。本書が日の目を見たのは、耐え難きを耐え、怠けものの私を叱咤激励し続けていただいた日高さんのおかげである。多謝。

最後に、第3~7章に述べた研究は、当時、東京都老人総合研究所に在籍された故伏見貴夫、佐久間尚子、伊集院睦雄、田中正之、呉田陽一、品川英朗、須賀昌昭、権藤恭之、石井賢二、外山比南子、織田圭一、および日本医科大学の三品雅洋、大山雅史の各氏、さらにNTTコミュニケーション科学基礎研究所の近藤公久、天野成昭の各氏と共同でおこなったものであることを付記しておく。各氏に心からの謝意を表する。故伏見貴夫博士はきわめて優秀な研究者であったが、これからというときに亡くなられた。残念でならない。また原稿を何度も読んでいただいた新潟医療福祉大学の渡辺眞澄氏に深謝する。

二〇一二年三月

辰巳　格

目次

まえがき　*iii*

I　エイジング＝加齢とは何か

1・知能はどう変わるのか　*4*
知能の加齢変化—若ければいいのか／知能と知能検査／青春の日々こそ栄光の日々—横断法／老いらくの日々も栄光の日々—縦断法と系列法／それでもやはり若者の知能が高い／知能に悪影響を与える要因

2・記憶と加齢——忘れる記憶、忘れない記憶　*20*
忘れる記憶—エピソード記憶、意味記憶、ワーキング・メモリー／忘れない記憶—手続き記憶／日常記憶／記憶の障害—単なる物忘れと記憶障害は異なる／健康な物忘れ、病的な物忘れ

Ⅱ　言語能力のエイジング

3・聞く力と加齢――都合の悪いことは聞こえない？　38
老人性難聴／女子と子どもは聞き難し／高齢になると余計な雑音が聞こえてしまう／予測、予測、予測…／「日本語らしさ」の辞書／予測できないとき―身近な単語が聞き取りやすい／具体的なことばは聞き取りやすい／単語の聞き取り実験からわかったこと／老人性難聴にならないために

4・話す力と加齢――「あれが、あれだよ」「あれが、あれかぁ」　61
ことばの遺伝子／発音の仕組み／声と発音の加齢変化／喉までしか出てこない―まず人名、そして人名以外のことばも／高齢者は語彙が豊富／出ないのは、人の名前だけではない！／単語を想起する実験／高齢者は同じことばかり話す？

5・読む力と加齢――黙って読めば不老　86
視覚の加齢変化／日本語の文字体系／読み能力の加齢変化／書く能力の加齢変化／加齢の

影響を防ぐ

Ⅲ　脳と身体のエイジング

6・身体も脳も変わっていく　110
見かけの加齢変化／歯の数も減少する／脳は縮んでいく――増加、激減、漸増、漸減…／脳の構造／脳には萎縮する部位と、萎縮しない部位がある／大脳の各区分の加齢変化

7・脳の機能は衰えるか――脳活動の加齢変化　143
脳活動を計る／人名の想起に関係する場所／人工物、音韻課題に関係する場所／脳活動は加齢により減少する／脳の萎縮部位における脳活動／単語を思い出すときに活動する部位と、萎縮部位

Ⅳ　コミュニケーション能力を保つには

8・脳の損傷によるコミュニケーション障害(1)――失語症　164

コミュニケーションのプロセス／思考の符号、言語の符号／末梢系の障害によるコミュニケーション障害／中枢の障害によるコミュニケーション障害／失語症のさまざまなタイプ

9・脳の損傷によるコミュニケーション障害(2)――認知症　180

アルツハイマー型老年認知症／脳血管性認知症／レビー小体型認知症／意味認知症―意味記憶の障害／認知機能を維持し高めるには／身体が基本―頭ばかりでも…

10・ことばとコミュニケーションのエイジング――おわりに　198

ことばの老眼／ことばの効用／君なしには生きられない？／退職サラリーマンの一日(朝・昼・夜)／趣味の人／多様な価値観の尊重／悪評ふんぷんな高齢者／知らない人は異星人／自分が高齢者ではない理由

ことばのエイジング

——ことばと脳と老化の科学

「ぼくは二〇歳だった。それが人生でもっとも素晴らしい年齢だなどと、
けっして誰にも言わせはしない」

ポール・ニザン

I　エイジング＝加齢とは何か

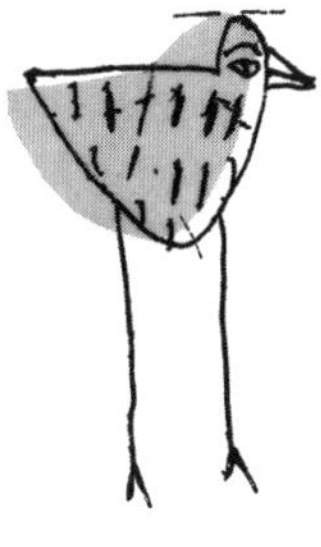

1

知能はどう変わるのか

私は高齢者である。高齢者ではあるが、なってからまだ日が浅い。高齢者としては新米である。これから先、目の前に何が展開されるのか、これからの前途に目を見開いている。

さて、高齢者とは六五歳以上の年齢の人を言うから、私は世間的にはまごう方なき老人である。しかし実は、自分が「老人」かそれに類するものであるという認識はほとんど持っていない。では主観的にはいくつか、つまりいま何歳くらいと認識しているかとなると、よくわからない。さすがに二〇代とは思わないが、六〇代とも思っていない。テレビを見ていて、六〇代の人が映し出されても、多くの場合、自分と同世代との認識がない。少し時間がたってから、「あっ、あの年代か」と気付いて愕然としたりする。

人には年齢相応の風貌というものがある。六〇歳の人には、六〇歳の人の平均的な風貌がある。私も例外たりえないのだが、なぜか同年代の人より自分の方が年下だとみる傾向がある。これが私だけの現象ではない証拠に、電車の中で席を譲られてショックを受けたという話をよく耳にする。これも主観的には自分が老人だとは思っていないのに、目の前に座っていた人は違う見方をしていたことを示す。とすれば、この主観的年齢のずれは、ある程度の普遍性をもつのかもしれない。

肉体には老化の兆候が容赦なく現れてくる。白髪や、知恵の蓄積の結果だろうか額の後退などもみられる。老人斑や皮膚のたるみも出現し、眉毛や鼻毛が伸び、鼻毛にも白いものが交じる。これは男だけだろうが、耳に剛毛が生えたりもする。ある日、懸垂や腹筋運動をしてみたら、一回もできないことがわかり、筋力の衰えに危機感を感じたりする。たまに運動すると翌日よりも翌々日以降に体が痛くなる。感覚のみならず記憶などの脳の高次機能にも、確実に老化現象が現れる。老眼になる。聴力が低下する。人の名前が出てこない。目の前にないことはすぐ忘れる。根気・集中力も以前のようではない、などなど、老化の兆候は着実に現れてくる。

それにもかかわらず、主観的年齢は、客観的年齢すなわち歴時間より遅れて進む。季節はいつの間にか過ぎ去っていくのに、意識はいつも季節の変化に追いついていかない。意識の中での時間の歩みはもっとゆっくりなのか、それとも歴時間のように一次元上を整然と刻まれてはいかないのかもしれない。

エイジング（aging）は「加齢」と訳される。これは文字通りに齢（よわい）を加えることを指すので、特に老年期に限って使われることばではなく、子どもの発達においても使われる。子どもでは加齢に伴い、体の機能やさまざまな高次脳機能が発達していく。老年期においても、外見、体力、高次脳機能にいろいろな変化が現れるが、そのほとんどは衰えていく方向だ。そのため加齢に伴って生じる現象を一般には「老化」と呼び、老化現象の現れる年代の人を「老人」と言うことが多い。

しかし、老化や老人ということばは、評判がよくない。そこで研究者は「老化」の代わりに「加齢変化」ということばを用いている。ちなみに私が働いていた研究所の名前は、東京都老人総合研究所といい、「老人」ということばが入っていた（いまは名称が変わった）。そのため研究の被験者をお願いした方から、老人総合研究所に行くというと聞こえが悪いから名前を変えろ、と言われたことがある。かように「老人」ということばは評判が悪い。そのためというわけでもないが、代わりに「高齢者」ということばを使うことが多い。しかしながら喜ばしいことに、加齢現象は必ずしも衰えだけとは限らない。これについては後で述べることにする。

研究の世界では、高齢者とは、歴年齢が六五歳以上の人のことを指すのは前述の通りである。六五～七四歳の人を「前期高齢者」、七五～八四歳を「後期高齢者」、八五歳以上を「超高齢者」という。後期高齢者というと、後ろには「死」が待ち構えている年齢の人のように聞こえる。

超高齢者というのもすごい呼び方である。「お元気そうですね。おいくつですか？　八七歳ですか。チョー高齢者ですね。」などと言われたら、気分が悪いかもしれない。学問の世界では、ときに気分を害しかねない名称を使うことがあるが、あくまでもただの年齢区分なのでそう気にする必要はない。この年齢区分は、まだ寿命がいまほど長くないときに付けられた名称である。最近は寿命が延びたおかげで、加齢変化が顕著になり老人らしくなるのは七五歳を過ぎてから、つまり後期高齢者になってからと言われている。

知能の加齢変化——若ければいいのか

「青春の日々こそ栄光の日々」と書いたのは英国のバイロン卿だったろうか。このようなことばを聞くと、高齢者は縁側に座ってお茶をすすりながら過ぎし日を反芻し、ただお迎えを待っているしかないような気分になってくる。楽しみもなければ、心ときめくこともない。落語のご隠居などは、まだ熊さん、八つぁんから物知りとして尊敬されている節があるが、「青春の日々こそ…」となると、あまりにあからさまである。ほんとうに若さだけがすべてだろうか？

歳をとると確かに、見かけのみならず、いろいろな能力が衰えてくる。繰り返しになるが、視力、聴力、体力や運動能力が衰える。そればかりか、脳の高次機能である知能も二〇代ないし三〇代をピークに落ち始めるとする研究がある。視力、聴力、体力、運動能力の衰えは実感しているからまだしも、高齢になると知能まで落ちてくるのだろうか。

知能と知能検査

知能とはなんぞや、と正面切って聞かれると返答に窮する。ここでは、いささか漠然としているが、日常生活で起こるいろいろな出来事に対処し問題を処理する能力、変化への適応能力、あるいは創造的な能力などを指すとしておく。知能を測定するために作られたものが知能検査である。知能検査の結果に年齢を加味して数値化したものが知能指数（ＩＱ）である。

知能検査は、どんな方法で知能を測るのだろう。知能検査にはいろいろあるが、たとえばウエックスラーという心理学者が作ったWAIS-III（Wechsler Adult Intelligence Scale-III）という知能検査は、十以上の下位検査からなり、言語性検査と、動作性検査に分けられている。検査の内容を仔細に述べてしまうと、それが憶えられてしまって、実際の知能より高く出ることがあると困るので、検査内容の詳細は省くが、言語性検査は、ことばを使って知識を問う検査や、数の操作に関する検査項目などからなる。動作性検査は、ことばではなく絵や積み木などを使い、非言語的知識や視空間能力などを調べる。

言語性検査からは「言語性知能」指数（言語性ＩＱ）が、動作性検査からは「動作性知能」指数（動作性ＩＱ）が求められる。この二つを合わせたものを全ＩＱないし単にＩＱという。言語性知能は「結晶性知能」とも呼ばれ、言語的に学習し記憶された情報を処理する能力であり、経験がものを言う。このため言語性知能は加齢の影響を受けにくい。これに対して、動作性知能は「流動性知能」とも呼ばれ、経験より機転などに依存し、言語性知能より加齢の影響を受けやすい。

青春の日々こそ栄光の日々——横断法

さて知能までもが、ほんとうに「青春の日々こそ栄光の日々」なのだろうか。初期に知能検査を用いて、知能が加齢によってどう変化するのかを調べた研究によると、言語性知能は三〇歳あたりにピークがあり、加齢に伴い徐々に低下していく。七〇歳を過ぎると急に低下する。一方の動作性知能は二〇歳付近にピークがあり、加齢とともに低下して行く。言語性知能より低下が早い。このように初期の研究では、知能は二、三〇歳前後がピークで、その後は加齢に伴い低下していくという結果が得られている。悔しいが、青春の日々こそ栄光の日々なのである。しかし、である。

初期の研究の特徴は、若い人から高齢者までを、ある時点で多数集め、それぞれの年代の人の知能を測定する。このようにしてデータを集めるやり方を「横断法」という。横断法では、一人の人の知能が年齢と共にどう変化していくのかを追跡していく代わりに、異なる年代（世代）の人の知能を比較し、その差を知能の加齢変化とみなす。

しかし、知能を横断的に比較すると、知能の加齢による低下が実際以上に大きく現れることが、後の研究でわかってきた。同時代あるいは同世代の人なら、生まれ育ったときの経済状態、教育制度、社会状況などは類似している。しかし世代が異なると、そうしたものは必ずしも同じではない。

日本は一九四五年に第二次世界大戦に負け、国土は焼け野原になった。産業は大打撃を受け、どんどん底状態に陥った。敗戦直後は無政府状態で、満足に食べるものもなかったらしい。一九五〇年に朝鮮戦争が勃発し、米軍は日本で大量の物資の調達を行った。これが経済復興のきっかけとなり、その五年後には高度成長期を迎える。ついでバブル景気となり、一九九〇年頃にバブルがはじけて、今日までの長い停滞へと続く。私が学生だった頃の貧しさと言えば、本当にお金がなく、食べるものが満足に買えない状態だったように記憶している。もちろん開高健や野坂昭如の世代に比べると、豊かではあったと思うが。今の学生は貧しいとはいっても携帯電話を持っていたり、自分のパソコンでインターネットを使っていたりするから、貧しさも、少なくとも食べるものに困るという水準ではないように見える。同じ戦後世代でも、新しい世代ほど豊かな環境となっている。世代間の知能の差は、加齢の影響だけではなく、生まれ育った時代の状況にも影響を受ける。

たとえば、戦前の教育においては、国語教育が重視されていたはずで、その世代の人は、次の教育勅語を憶えさせられたはずである。

朕《ちん》惟《おも》フニ　我カ皇祖皇宗《こうそこうそう》　國《くに》ヲ肇《はじ》ムルコト宏遠《こうえん》ニ　徳ヲ樹《た》ツルコト深厚《しんこう》ナリ　我カ臣民克《よ》ク忠ニ　克ク孝ニ　億兆心ヲ一《いつ》ニシテ　世世《よよ》厥《そ》ノ美ヲ濟《な》セルハ　此レ我カ國體《こくたい》ノ精華ニシテ　教育ノ淵源《えんげん》亦《また》實《じつ》ニ此《ここ》ニ存ス・・・

その世代の人の中には、書かれたものは見たことがない人もいるかもしれないが、少なくとも戦前の大卒の人なら、この教育勅語を読むのにそう困難を感じなかったのではなかろうか。漢文なども、戦後世代の大卒より読む能力は上だったと思われる。つまり今の人より国語力が高かったと推測される。戦後教育を受けた人は、たとえ大卒でもルビなしの教育勅語や、漢文を読むことができない。その代わり、外国語教育や理系の事柄に長けている。経済的に豊かになった分、教育を受ける機会も増え、いまや大学は選り好みをしなければ、全員入学の時代であり、全般に教育水準は上がっている。健康・医療に関する知識も普及している。

話を元に戻そう。世代の違いにより知能に差があるのなら、ある時点で異なる世代の知能を比較する横断的研究では、一人の人の知能の真の加齢変化に加えて、世代の違いにより生じた知能の差も加わってしまう。それらを分離するにはどうしたら良いのだろう。

その前に用語の定義をしておくと、世代のことをコーホートないしコホート（cohort）という、世代の違いにより生じた差をコーホート効果と呼ぶ。私の世代の人間なら、「タドン、鯨尺、チクロ、…」などはほとんど誰でも知っている単語であるが、若年者はほとんど知らないだろう。知人の英国の研究者は、いまの英国の大学生の多くがヒットラーの顔を知らないと言って驚いていた。世代の違いを実感するときである。逆も真である。若い世代なら誰でも知っていることを高齢者世代が知らないこともある。若年者はＡＶ機器や携帯電話、パソコンの操作に長けているが、中高年世代にはファックスやコピー機さえまともに使えない人がいると聞く。このように、知能に関する横断研究の結果は、加齢の影響のほかにコーホート効果などが加わったものとなっている。

老いらくの日々も栄光の日々——縦断法と系列法

コーホート効果を除く一つの方法は、同一の人の知能を長期間にわたって追跡し、どのように変化していくのかを調べることである。この方法を「縦断法」という。縦断研究の結果によれば、加齢による知能の低下は、きわめて高齢になるまで見られない。

しかし、縦断研究にも問題がある。縦断研究では、同じ検査を同じ人に何度も実施する。このため練習効果が現れる。また、研究が長期にわたるため、病気、死亡、経済的理由、転居などでやむなく検査が受けられなくなり、途中で脱落する人が出る。脱落する原因は認知症や、その他の病気などいろいろである。このため最後まで残る人は、一般に脱落した人より検査得点が高くなる傾向がある。こうした理由で、縦断研究では高齢者の知能が実際以上に高く出る傾向がある。

横断法でも知能の加齢変化が正確には調べられず、縦断法にも欠点があるのなら、どうすればいいのだろう。そこで登場するのが「系列法」である。系列法を用いた研究では、調査の最初の年に知能を横断的に測定する。たとえば、二五歳の人、三二歳の人、三九歳の人、四六歳…の人というように、検査に協力してくれる人を七歳刻みで多数集め、知能を測定する。測定に用いるのは次の五項目である。

〈推論〉新しい概念、関係を認知し理解して、予測・計画する能力の検査
〈視空間〉二次元ないし三次元の図や物体の空間的な構成を判断する

〈数〉 数的な関係、数の取り扱い、簡単な数量問題
〈ことばの意味〉 単語の意味の理解能力に関する検査
〈語想起〉 読み書きにおいて単語を想起する能力

これらについて、系列法では七年後に、同じ検査を実施する。対象は、最初の年に検査を受けていない人である。ただし、年齢は初回時と同様に、二五歳、三二歳、三九歳、四六歳、…の人とする。さらにその七年後、つまり初回から一四年後には、これまでの二回とも検査を受けていない人で、年齢が同じく二五歳、三二歳、三九歳、四六歳…の人に検査を実施する。このようにしてデータを採る方法を系列法という。

初回の測定時に二五歳の人と、七年後の測定時に三二歳の人、一四年後の測定時に三九歳の人はいずれも同じ年齢の人たち、すなわち同一コーホートの人たちである。したがって、これらの人たちの知能を比較した場合に、コーホート効果はない。また、どの回の人も検査は一回しか受けていないので、縦断研究の場合のように練習効果もない。同様にして、初回に三二歳の人、七年後に三九歳の人、一四年後に四六歳の人も、やはり同一コーホートの人たちである。系列法を用いれば、コーホート効果と練習効果のない知能データを得ることができる。

系列法によって得られた結果を見ると、知能は三〇代後半ないし四〇代前半くらいまでは緩やかながら上昇を続け、五〇代半ばから六〇代前半までは保たれる。知能は六〇代後半くらいから低下し始めるが、低下の程度はわずかである。横断研究から得られた結論、すなわち知能は二、三〇歳前後でピークとなり、あとは低下するのみという結論は、実は加齢変化に関するものではなく、コーホート効果などの影響が加わったものだったのである。見かけや、感覚、体力などには、遺憾ながら老化が訪れるが、頭の中でおこる加齢変化は、成長ないし発達の結果なのである。喜ばしいことに、必ずしも若ければいいというものではないらしい。

知能は六〇歳くらいまでは保たれる。しかし、六〇歳を超えるあたりから、どの人も何らかの能力、すなわち少なくとも一つの検査項目の得点が低下し始めるという。認知能力の低下は、複雑な事柄に対してとか、困難な状況下で顕わになるらしい。しかし、五項目全部が低下することは八八歳になってもないという。換言すれば、認知能力の全般的な低下は、九〇歳くらいになるまでは始まらない。そして、知能がもともと高かった人は、認知症（痴呆）などになったとしても、深刻な状況になるまでには時間がかかるという。すなわち認知症の症状が出るのが遅れるという。

それでもやはり若者の知能が高い

知能は相当高齢になるまで保たれることがわかった。しかし、WAISを用いて横断法で得られた結果を見る限り、動作性知能は二〇代の人がピークで、これより世代が上がるにつれ低下していく。同様に言語性知能についても、三〇代の人が一番高く、これより世代が上がるほど言語性知能が低下していく。系列法による研究結果から、六〇代以下では知能の加齢変化はほとんどないから、横断法により得られた知能の年齢差は、主としてコーホート効果つまり世代による差とみなすことができる。言い換えれば、この横断データの結果は、はなはだ残念なことに中高年の人の知能は、若年者にわずかではあるが及ばないことを示している。

いささか大ざっぱな見方ではあるが、今六〇歳の人が三〇歳のとき（つまり三〇年前）の知能が測定されていたとする。系列法を用いた研究によれば、その後の知能の変化はわずかであるから、三〇年後の六〇歳のときの知能もだいたい同じとみてよい。しかし横断研究の結果からは、今六〇歳の人と今三〇歳の人の知能と比較すると、今三〇歳の人の方が知能が高いことを示している。なんと昔の人は、今の人より知能指数がわずかながら低いのである。これは、環境が時代と共に変わり、ふつうは戦争や恐慌でもない限り、良い方に変わっていった結果であると考えることができる。日本では、ほんの十数年前までは、ゲーム、携帯電話類、パソコンなどはそれほど普及していなかったし、従来からあったAV機器や家電製品なども機能が著しく高度化して複雑になっている。若年者はこうしたものに慣れているが、中高年の人は慣れていない。おそらくマニュアルがなければ、ゲームのやり方すらわからない人が多いだろう。最近こそ、携帯電話やスマートフォンを使っている中高年の人も増えたが、やはり若年者における使用頻度とは大きな違いがあるように見受けられる。パソコンやインターネットなども、わがご同輩の多くはどちらかといえば苦手としているのではないだろうか。一般に、経済的に豊かになれば、より高い教育を受けられる。前述のように、大学や大学院の進学率は上昇している。教育年数は知能に大きな影響を与える。裕福で教育年数が高いほど、医療、衛生面への関心が高く、健康状態を良好に保てると期待できる。こうしたことは、後から生まれてきた若年者の知能、特に動作性知能を押し上げる効果がありそうである。

もしそうだとすれば、知能は今後もずっと上がり続けていくのだろうか。前述の五つの検査項目の世代変化（コーホート効果）を一九世紀末から調べた米国での研究によると、ことばの意味、推論、視空間能力などは時代とともに上昇していくが、単語を想起する能力には変化がない。しかし、数を操作する能力は、時代とともに逆に低下している。米国での話である。すなわち、どの能力もすべて上昇するわけではないことが示された。おそらく時代時代の教育方針などが影響を与えているものと思われる。上昇しているものについて仔細に調べてみると、上昇率は時代が新しくなるほど、わずかではあるが鈍っている。このため、近いうちにプラトーに達し、上昇は止むと予測されている。今は二一世紀の初めだが、知能の上昇は止まったのだろうか？　結果が知りたいものである。

知能に悪影響を与える要因

この章で述べた知能の加齢変化、世代変化に関する結果は、興味深いものであるが、違和感をもった人がいるかも知れない。知能とは、日常生活で起こるいろいろな出来事に対処し問題を処理する能力、変化への適応能力、あるいは創造的な能力などのことであると冒頭では定義した。しかし、この定義が指し示す「知能」は、現在、使われている知能検査の項目、つまり知識や数唱など、あるいは絵画完成や組合せなどによって測ることができるのかという疑問がどうしても湧いてしまう。たとえば六〇、七〇過ぎの大工の棟梁や左官、漁師といった人たちは、現在の知能検査で測られる知能は高くないかもしれないが、建築や漁業に関する知識・技術や、困難な状況を解決する能力では、若い職人や漁師、一般の大卒のサラリーマンなどより勝っている人が多いはずだ。心理学で言う「知恵」にいくぶん近いかもしれない。残念ながらこのような、より定義に近い、あるいは現実に即した「知能」を測る検査は存在しない。前述のように、現在、知能とされているものは、高齢者においては若年者よりわずかながら低く、かつ六〇代後半から徐々に低下し始める。他方、定義に近い「知能」の方は、おそらく若年者より勝っているだろうし、低下し始めるのももう少し後になってからと信じたい。

しかし現実問題として、こうした「知能」を測定する検査を作るのは非常に困難である。だからといって手をこまねいて何もしないより、現在の知能検査で測ることができる知的能力も知能の一端ではあるだろうから、その加齢変化を知ることは、有用であろう。

さて、知能に悪影響を与える要因であるが、病気との関係についても調べられている。心臓や血管などの循環器系の病気のある人は、知能が早くから低下し始める。血圧については、医学的にコントロール可能な範囲の中程度の高血圧は、知的機能に良い影響をもたらすという。そのほか、関節炎や骨粗しょう症、腫瘍なども知能の早期の低下をもたらすようだ。聴力や視力の低下も同様に知能の低下を早めるという。ただし、聴力の低下はことばの意味に関する能力は低下させるが、視空間能力はむしろ保持する方向に働くか、低下を遅らせるのだという。

ほかにもいろいろな要因が知能に影響する。たとえば、定年になり退職すると知能に影響が出る。退職は、ルーチン的な仕事をしていた人には、良い影響があるが、非常に複雑な仕事に就いていた人には、低下する方に働く。離婚は知能の保持という面からは良くないという。

2 記憶と加齢――忘れる記憶、忘れない記憶

歳をとると物忘れが多くなる。「物覚えが悪くなった」「記憶力が落ちた」「憶えられない」「すぐ忘れる」など、さまざまな言い方をする。若い頃は電車に忘れ物などしたことがなかった人でも忘れたりするようになる。また人の名前が出てこない現象は、中年になるとほとんどの人が経験するが、これも記憶の衰えである。中高年になると、違う分野のことを新たに学ぶのは、かなり努力を要する。その一方で、高齢者は、昔のことはよく憶えていて、同じことを何度も話す、などと言われる。高齢者の記憶はどうなっているのだろう。

忘れる記憶――エピソード記憶、意味記憶、ワーキング・メモリー

■エピソード記憶

記憶といえば誰もが真っ先に、現在までに自分の身のまわりで起こった事柄、自分が見聞したことなどに関する記憶を思い浮かべるのではないだろうか。小、中、高校、大学での出来事、勤務先での出来事、結婚や子どもの誕生、などなどの記憶である。もっと最近の事柄なら、一週間前に松山に旅行に行ったとか、近くにできたイタリアン・レストランに行っていままで食べたことのない香辛料の入った料理を食べた、といった記憶である。

心理学や脳科学の世界では、記憶は一種類ではなくいくつかの種類があることがわかっている。自分に関連する出来事の記憶すなわち「エピソード記憶」はそのうちの一つである。エピソード記憶の働きは加齢にともない低下する。しかし健常な加齢においては、自分の人生で節目となるような事柄、生まれた土地、通った小学校、中学校、高校、大学、就職、結婚、子どもの誕生、成長などについて忘れてしまうことはない。しかし細部に関しては古い記憶ほど抜け落ちていく。エピソード記憶や後述する意味記憶、手続き記憶は長期記憶と呼ばれる。

記憶はときに信用ならない。記憶は録画された画像のように、出来事のそのままの記録ではない。頭の中で再構成されるからである。次のような実験がある。大学院生の部屋に人を待たせておく。あとで大学院生の部屋に何があったかを尋ねる。実験前には、そのような質問をすることを教えないでおき、突然、質問する。事前に質問を教えてしまうと、被験者は部屋の中にあるものを一生懸命記憶しようとするからだ。何を見たかという問いに対して、被験者は実際には見てもいないのに、大学院生の部屋にありそうなもの、たとえば本やボールペン、などと答えたりする。これは、私たちの頭の中に大学院生の典型的な部屋に関するイメージがあることが影響している。この種のイメージをスキーマという。頭の中のスキーマが記憶に影響を与えて、ありもしなかったものを、見たと答えさせる。すなわち記憶は外界をそのまま写したものではなく、頭の中で無意識のうちに再構成したものなのである。高齢者は昔の出来事を良く記憶していると言われるが、実際には、人に話したり、あるいは心の中で何度も反芻することにより、記憶が強化されていく。その際にはスキーマと矛盾する細部や、他の記憶からの干渉などにより記憶内容が変容し再構成されてしまうこともある。

■意味記憶

日常生活が支障なく送れるのは、私たちがさまざまな事柄に関する知識を有しているからである。もしクルマやテレビがどのようなものかを知らず、使い方を知らなければ、それらは単なる粗大ゴミである。私たちはハサミが何かを知っているし、そのほかにも非常に多くの知識をもっている。ものの知識以外にも、ことばの意味や、他人の行動の意味、社会習慣、などについて知っている。私たちが自分の考えを他人にわかるように話し、他人のことばをきちんと解釈できるのは、世間とか世界がどのようなものかに関する知識＝記憶が頭の中に蓄えられているからである。このような記憶は「意味記憶」と呼ばれている。

なお、エピソード記憶や意味記憶と次に述べる短期記憶は意識的な想起が可能であり、またことばで言うことが可能なため、宣言的記憶と呼ばれている。

■エピソード記憶と、意味記憶の関係

エピソード記憶と意味記憶は、独立の記憶、つまり別々の記憶と考えられている。エピソード記憶は、自分にまつわる記憶、あるいは自分が見聞したことの記憶である。重要な書類を子どもにハサミで切られてしまった、といった記憶はエピソード記憶であるが、意味記憶はハサミがどういう機能を持ったものか、用途は何か、どこに売っているのか、といった知識についての記憶である。意味記憶は生活の中や学校で獲得されるが、その知識を獲得したときのエピソードについてはほとんど思い出せないことが多い。とはいえ知識＝意味記憶を獲得したのが最近であれば、そのときのエピソードを思い出すことは可能だろう。しかしハサミがどのような機能を持ったものであるのかを、いつ、どのような経緯で知るにいたったかを憶えている人はほとんどいない。

学校で習う知識は意味記憶の典型的なものである。動植物の名前、種類、あるいは数学の知

識、など多方面にわたる知識を習う。学校以外でも、たとえば知り合いの誰かがゲーム機か携帯電話のようなものを操作していたとして、それが何かを尋ねたら、スマートフォンと言われたとする。最初は何のことだがわからないかもしれないが、何度もその単語に遭遇するうちに、文脈などから徐々にそれが何かがわかってきて、スマートフォンの意味ないし定義が形成されていく。これに反してエピソードの方は徐々に徐々に忘れ去られて行く。すなわち新しい知識は、最初、エピソードと共に記憶されるが、意味記憶が形成されると、エピソード記憶の方は徐々に消え去る。

意味記憶の獲得には、初期にはエピソード記憶との相互作用があると思われる。このためエピソード記憶の働きが衰えた高齢者には、新しい知識の獲得は大変になるかもしれない。それだけではない。高齢者は意味記憶が豊富である。ことばやものごとに関して多くの知識を有している。その上にさらに新しい知識を記憶するのは、知識の少ない若年者に比べると大変かもしれない。すでに獲得されている知識が新知識に対して干渉を起こすかもしれないからである。もちろん脳の萎縮など、器質的な加齢変化もエピソード記憶の働きの衰えに関係があるだろう。

意味記憶とエピソード記憶が相互に独立なものと考えられている根拠としては、二つの記憶には脳の異なる部位が関与していることがあげられる。エピソード記憶の障害は、側頭葉の内側面にある「海馬」の損傷により生じる。しかしこの部位が損傷されても、意味記憶は影響を受けない。一方、意味記憶の障害は、側頭葉の別の部位（前寄り）の損傷により生じるが、この部位の損傷はエピソード記憶の障害を生じない。

アルツハイマー型の認知症では、エピソード記憶を司る側頭葉内側部が損傷を受ける。このためエピソード記憶は障害を受けるが、意味記憶は少なくとも初期には保たれている。一方、比較的珍しい認知症である「意味認知症」においては軽度なうちは左右の側頭葉前部から外側にかけて萎縮が始まり、意味記憶が障害を受ける。重度になるに従い、萎縮は側頭葉の外側後方に広がっていく。一般に言語野のある左側頭葉の萎縮が強い。意味認知症の患者では、たとえば元銀行員が銀行の意味を聞かれると、「銀行、銀行、銀行?、なんでしたっけ」、と聞き返したりする。意味認知症では初期にはエピソード記憶は保たれる。これらの事実は、これら二つの記憶が別の記憶であることを示唆している。

以上は病的な場合の例であって、意味記憶は健常な加齢では保たれる。ハサミなどが何だかわからなくなったら、何らかの異常を疑うべきであり、専門家を受診すべきである。エピソード記憶は加齢で多少衰えるが、認知症例での障害の起こり方とは質的にも量的にも全く異なる。

■ワーキング・メモリー

ふだんの生活では、ある一つのことを集中して行うこともあれば、二つ以上のことを並行して行うこともある。知り合いの電話番号を誰かに聞いたが、筆記用具がなく書き取れないときには、頭の中でその番号をくり返し（リハーサルし）、筆記用具が見つかるまで繰り返す。電話番号のリハーサルだけに注意を向け、他のことに注意がそれないようにする。他のことに気を取られたりするとすぐに忘れてしまう。注意を向けていることが必要な典型的な例であり、選択的注意と呼ばれている。このように注意を向けることが必要な記憶を短期記憶という。短期記憶は加齢変化を示すが、それほど大きく低下することはない。

法律では禁止されているが、車の運転をしながら携帯電話で話している姿もよく見る。これなどは、二つのことを同時に行う例である。古くは聖徳太子が七人の話を同時に聞いたという逸話がある。二つないしそれ以上のことに注意を向ける、あるいは注意を分配することを分割的注意という。

電話番号の一時的な記憶や、注意の分配は、「ワーキング・メモリー」と呼ばれるシステムにより遂行されると考えられている。メモリー（記憶）という名称はついているが、明らかにいままで述べてきた記憶以上のものが含まれている。残念ながら、高齢者ではワーキング・メモリーが著しく低下する。たとえば二桁の数73から2を連続的に引き続ける（71、69、67、65、…）ような課題のみならず、73から1を引き続ける（72、71、70、69、…）非常に簡単な課題でも、信じられないことに六〇歳を超えると成績が低下するという報告もある。

ワーキング・メモリーの加齢変化は、処理資源が低下することによって生じるとする説がある。処理資源とは奇妙なことばに思えるかもしれないが、処理すべきことに割ける精神的エネルギーのようなものである。連続的な引き算では、引かれる数と、引く数を憶えておき、引き算を行い、結果を憶えておく。つぎのステップでは、答えを引かれる数として、同じことを続けていく。このように、二つ（以上）のことを同時に行うには、それぞれの操作に精神的エネルギー、すなわち処理資源を割り当てて行く。複数のことを行う際に余力が不足していれば、つまり処理資源が不足していれば、誤りが生じやすくなる。

前述のように、電話しながら運転している人を今でも少なからず見かけるが、非常に危険なので、やめた方がいい。自覚はないかもしれないが、高齢者のワーキング・メモリーは著しく低下している。処理資源を電話と運転の両方に適切に配分するのが困難になるためと思われる。

別の説もある。高齢になると抑制が困難になるのが原因だ、という説である。ここでいう抑制とは、ある課題に集中するために、関係ない事柄に余力を振り向けるのを抑え込むことを指す。ストループ効果というものがある。緑のインクで「赤」という漢字や、赤のインクで「青」、などと印刷しておく。実験では、被験者は漢字を読むのではなく、インクの色をできるだけ早く答える。別の課題では、緑、青、赤などのインクで丸が印刷してある。この場合にもインクの色を答える。高齢になると、文字のインクの色を答えるのが、丸のインクの色を答えるのに比べると、より遅くなり誤りも増える。なぜか。若年者も高齢者も、文字をみると、どうしても文字のインクの色名より、文字の読みの方が先に出てくる。しかしインクの色を答えるには、漢字を読むのを抑制しないといけない。選択的注意である。高齢になると文字の読みを抑制することがより困難になる。

忘れない記憶――手続き記憶

■手続き記憶

近年、長期記憶の概念が著しく拡張された。運動や知覚、認知の技能、さらにはまばたき反射などの単純な古典的条件付けなども記憶とされ、「手続き記憶」と呼ばれている。運動技能というのは、泳ぎや自転車に乗るなどの運動技能のことである。泳ぎを憶える前と後を比べると、泳げるようになった後は、明らかに泳ぎの運動技能を記憶している。また泳ぎを習うときには、ことばで教わっても上達しないし、ことばで泳ぎを教えるのも困難である。泳ぎをマスターした後は、特に意識しなくても自然に泳いでいる。手続き記憶は、ことばにしにくく、意識的な想起もむずかしく、非宣言的記憶と呼ばれる。手続き記憶には、脳の基底核と呼ばれる部位や、小脳の関与が大きい。

パソコンの操作（キーボードの操作）もこの技能に分類される。初めのうちは「どの指がどのキー」と意識し記憶する必要があるだろうが、徐々に意識しなくても指が動くようになる。（高齢者にとっての最初の壁はキーボード操作だとよく聞くが、どうかめげないで欲しい。学習が不可能なわけではない。学習スピードが多少遅いだけのことなのだから。インターネットやワープロ、表計算ソフト、プレゼンソフトは便利である。必要ならぜひ習うことを薦める。）

運動技能の大きな特徴は、いったん学習してしまうと、その後は、ほぼ忘れないことである。たとえば、一度、泳げるようになると、一〇年間あるいは二〇年間、まったく泳がなくても、泳ぎを忘れたりはしない。自転車も同じである。一〇年乗らなくても、乗り方を忘れることはない。いわば、忘れない記憶である。ただし、忘れないのは泳ぎや自転車乗りなどのような、連続的な技能であって、キーボード操作のような非連続的な手続き記憶は、長い間、使わないと忘れるらしい。手続き記憶は一般に加齢による低下がないと言われていたのだが、複雑な手続き記憶については、加齢変化を示すようである。

一方、エピソード記憶の方は、思い出すことなしに一〇年も二〇年も経つと、忘れることがある。学校で習ったことも、卒業してから長年使うことがなければ忘れ去られる。あるとき二次方程式を解こうと思って、公式を思い出そうとしたが、どうしても思い出せなかった。手近なところに初歩的な数学の本もない。仕方なしに数式を解いた。エピソード記憶や意味記憶の方は、いわば忘れる記憶ということができる。もちろんこれは程度問題であって、ハサミが何だかわからなくなったりすれば、前述のように病的な状態が疑われる。

日常記憶

以上で述べた記憶は、実験的に研究されてきた記憶と言うことができる。これに対して日常記憶は異なる視点から見た記憶であり、忘れる記憶である。たとえば電車に乗り、傘を棚に載せ、本を読んでいたとする。本に夢中になりすぎたが、間一髪で降りることができた。しかし傘を忘れた、といったことはよくある。この場合、意味記憶や、短期記憶、手続き記憶などは関与していない。この物忘れにはどんな記憶が関与しているのだろう。残念ながら、このような物忘れは、いままでに述べてきた記憶の枠組みで、うまく説明できるとは限らない。記憶をもっと日常場面に即して捉えるために考えられたものが「日常記憶」である。日常記憶には、これから起こる出来事に関する記憶である展望記憶（明日十時から会議がある。電車を降りる時は網棚の傘を持って降りる等。認知症では非常に初期からこの記憶に障害がでる）、自分の記憶や記憶能力に関するモニター機能をさすメタ記憶（高齢者は自分の記憶能力を過大評価する傾向がある。すなわちメタ記憶の機能が低下している）、情報源に関する記憶であるソース記憶などが提案されているが、詳細は紙幅の関係で省略する。

記憶の障害――単なるもの忘れと記憶障害は異なる

■健忘症

脳の側頭葉の内側にある海馬と呼ばれる部位や、脳幹の最上部にある視床の特定の部位が損傷を受けると健忘症と呼ばれる記憶障害が生じる。健忘症では、エピソード記憶が障害を受ける。短期記憶や手続き記憶は障害を受けず、知能も健常範囲に保たれる。

健忘症例の担当医は忍耐がいるらしい。というのは、診察がいつも同じ会話で始まるからだという。エピソード記憶が形成されないから、患者にとっては、担当医はいつも初めて会う人である。そのため、まず担当医の名前を聞き、自分の症状を訴え、と毎回同じ場面が展開する。短期記憶やワーキング・メモリーは無事なので、自分がどこにいるのかや、担当医の名前などは、しばらく憶えておくことはできる。しかし、次の診察のときには忘れている。

健忘症では、発病後のエピソード記憶の形成に障害があるだけでなく、発病から数年前までの記憶にも障害がある。それより前のエピソード記憶や意味記憶は保たれている。このため、健忘症では家族の顔や名前を忘れることはないし、ほとんどの知識やことばも残っている。記憶には、①学習ないし記銘（覚えること）の側面、②学習された情報や技能などを保持する側面、③保持された情報や技能を取り出す検索の側面がある。健忘症では、このどの側面に障害があるのだろう。

健忘症患者についての有名な逸話がある。毎朝、患者と握手するのを日課にしている医師がいた。その医師が、ある朝、一人の健忘症患者と握手するときに手にピンを忍ばせておき、握手のときに患者の手をピンで刺した。翌朝、医師がその患者といつものように握手しようとすると、拒まれたという。その患者は前日の出来事を言うこともできず、なぜ握手しないかを言うこともできなかったのに、である。握手のときにピンで刺されたという記憶が形成されていなければ、握手を避ける理由もない。ただ意識的には記憶された情報を想起できなかっただけと思われる。別の研究でも、病院の医師の顔と名前を意識的には思い出すことができないが、記銘・保持はしていることを示唆する結果が報告されている。すなわち、健忘症では上記の③のプロセスが障害を受けているが、①、②はある程度、機能していることを示している。

意味記憶については、知能が健常であることからわかるように、保たれている。ただし、これはすでに獲得されている意味記憶についてである。新たな意味記憶の獲得にはエピソード記憶の関与が必要だが、障害を受けているので困難である。健忘症では手続き記憶に障害はない。

運動、知覚、認知の技能は失われず、新たに獲得することも可能である。自転車に乗れていた人が、健忘症になったからといって乗れなくなることはないし、自転車に乗ったことのない健忘症の人も、病後に自転車に乗る練習をすれば乗れるようになる。

■認知症

高齢者における認知症の人の割合は、統計によりかなり変動するが、六五歳以上の人口の一〇《パーセント》弱、八五歳以上では三〇《パーセント》近くになり、実に三、四人に一人という高率になる。出現率は女性の方が高い。認知症にはいろいろなタイプがあるが、わが国ではアルツハイマー型老年認知症（SDAT）と、脳血管性認知症が主なものである。前者は、神経細胞にベータ（β）アミロイドやタウ（τ）蛋白と呼ばれる物質が付着したり溜まったりし、神経細胞が死に追いやられる。その結果、認知症が起こる。脳血管性認知症では、脳血管の障害、多くの場合は多発性の小梗塞により神経細胞が死滅し、認知症となる。わが国では、従来、脳血管性認知症の方が多かったが、生活の欧米化にともない、現在はアルツハイマー型老年認知症の方が多くなってきている。

認知症の記憶障害は、健忘症の記憶障害と似ている。知能検査には、短い物語を聞かせて、その直後に物語の内容を言ってもらう課題と、五分間ないし三〇分間、別のことをやった後に、その物語の内容を言ってもらう課題がある。認知症患者は、直後には物語について多少思い出すことができる。しかし、わずか五分でも経過すると、物語について何も思い出せない人が多い。それどころか、ほとんどの患者は物語を聞いたことすら憶えていない。アルツハイマー型老年痴呆症では、この傾向が顕著である。もしあなたの近くに、あることを聞いて五分後に、聞いたことすら思い出せない人がいたら、精神科を受診することを薦めた方が良い。

アルツハイマー型老年認知症や脳血管性認知症では、手続き記憶は健常で、パソコンの操作も憶えられるという。自転車にも乗れるし、車の運転も可能だが、逆走したりする可能性があるので、やはり禁止すべきである

健康な物忘れ、病的な物忘れ

加齢にともない物忘れが多くなると、きちんとした性格の人や、記憶に自信のあった人にとっては非常に気になることだろう。しかし、健常な物忘れと病的な物忘れには大きな違いがある。前にも述べたように、健常者では、ある簡単な話を聞いて、三〇分ほど別のことをしていても、話の細部は忘れても粗筋までは忘れない。しかし病的な物忘れでは、話を聞いた後、別のことをほんの五分でもすると、話の内容どころか、聞いたことすら憶えていない。ほかにも、

・買い物に行って、行ったことを憶えていない
・今日の年月日が大幅にずれる
・家族の顔や名前、はては自分の名前も忘れる
・ご飯を食べたことを忘れる
・自分がどこにいるかわからない

といった症状が出現する。こうした物忘れが観察されるようなら、要注意である。
また、東京都老人総合研究所（現、東京都健康長寿医療センター研究所）が作成した「認知症を疑うチェック・リスト」を参考までに載せておく。このなかのいくつかの項目が当てはまり、半年以上続いている場合には、専門機関を訪ねた方がよい。これを見るとわかるように、認知症は記憶だけが問題ではないことを強調しておきたい。

「認知症を疑うチェック・リスト」
同じことを何度も言ったり、聞いたりする
慣れているところで、道に迷った
財布を盗まれたと言って騒ぐ
以前よりだらしなくなった

夜中に急に起き出して騒いだ
置き忘れや、しまい忘れが目立った
計算の間違いが多くなった
物の名前が出てこなくなった
さないことで怒りっぽくなった
時間や日付が不確かになった
水道の蛇口やガス栓の閉め忘れが目立つ
日課をしなくなった
以前はあった関心や興味が失われた
以前よりもひどく疑い深くなった
薬の管理ができなくなった
テレビドラマの内容が理解できない

Ⅱ　言語能力のエイジング

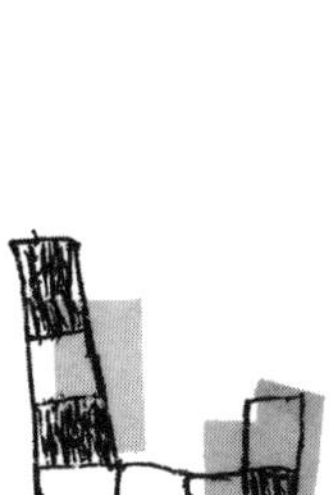

3

聞く力と加齢——都合の悪いことは聞こえない？

何気なく行っている普段のあいさつや、日常の会話、雑談などは、あとからその内容を思い出せないことも多い。しかし、たとえ記憶に残らないようなものであっても、私たちにとって人との会話は重要なものである。ところが、高齢になると耳が遠くなる人が多い。耳が遠くなると、何度も聞き返したりすることが増え、会話が滞る。何度も何度も聞き返すのは相手に悪い。だからといって、わからないまま会話を続けると、トンチンカンな会話になり、気まずい思いをすることが多くなる。このようなことを繰り返していると、段々、会話が億劫になる。人に会うのを避けるため、外出を控えるようになり、引きこもりがちになったりする。読み書きに問題はないから、筆談によるコミュニケーションはもちろん可能である。しかし、筆談は遅いし面倒で、現実的ではない。話しことばの方が、コミュニケーションの効率がずっと良い。

耳が遠くなくても、少し面倒な事柄や複雑な事柄、長くなる事柄を伝えるには、メールや手紙は気が重い。話す方が楽だし、てっとり早い。

老人性難聴

耳の音に対する感度、つまり聴力は加齢とともに徐々に低下していく。加齢以外に原因の見つからない難聴を、老人性難聴という。しかし高齢になれば誰もが老人性難聴になるわけではない。聴力の加齢変化も、肉体や脳におこるほかの機能の加齢変化と同じで、個人差が大きい。「難聴」と呼ばれるレベルまで聴力が低下するのは、米国の国立衛生研究所（NIH）の統計によると、前期高齢者で三〇－三五パーセントくらい、後期高齢者と超高齢者だと半数近く（四〇－五〇パーセント）だという。一般に、老人性難聴では、低い周波数の音にくらべると、二キロヘルツ（kHz）を超える高い周波数の音ほど聞こえが悪くなる。老人性難聴は、徐々に進行するため、自覚のない人もいる。

ここで、ことばが脳に伝わるまでのメカニズムを説明しておこう。話しことばは、空気中を音波として伝わる。音波は空気圧の変動として空中を伝わり、聞き手の耳に届く。次頁の図1に示した耳介は集音器の役割を果たす。耳の穴の奥には鼓膜があり、音波により生じた空気圧の振動を機械的な振動に変換する。鼓膜の後には三つの小さな骨、耳小骨が並んでおり、鼓膜の振動を音の感覚器である蝸牛《かぎゅう》に伝える。蝸牛はカタツムリの殻の形をしていて、耳小骨は殻の入り口、前庭窓に付着している。ここまでを伝音系という。

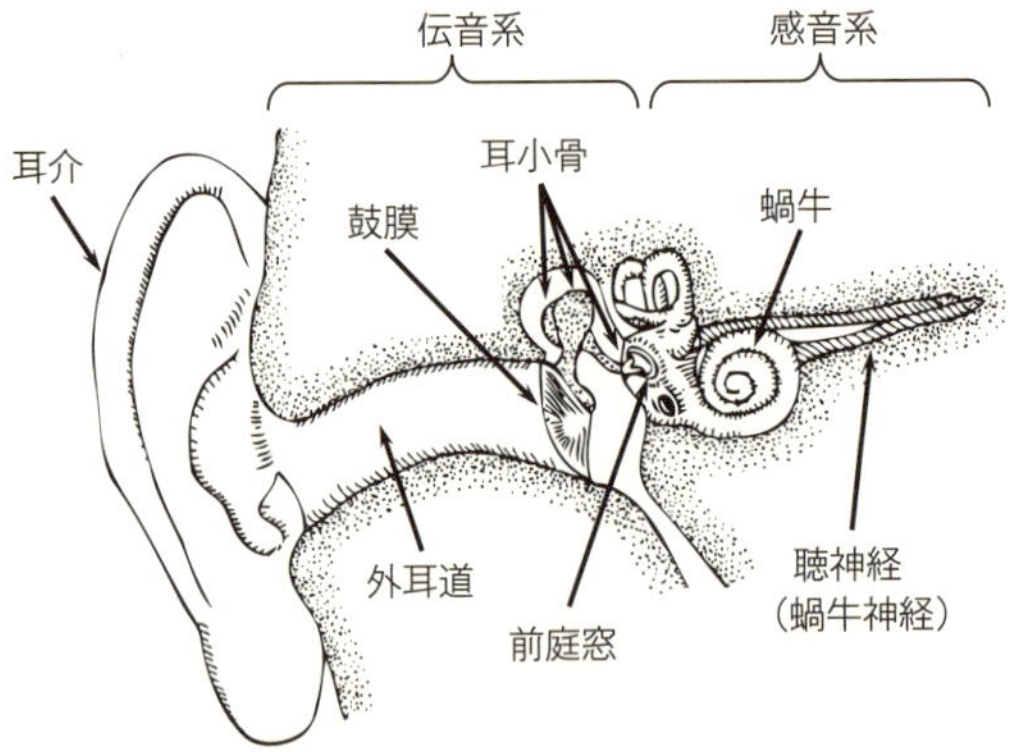

図1. 耳の構造（重野 純『音の世界の心理学』〈ナカニシヤ出版, 2005〉より一部改変）

図2(a)に蝸牛を引き延ばしたものを示した。(b)には蝸牛の断面を示すが、蝸牛は基底膜ともう一つの膜で仕切られた三階建てになっている。鼓膜から伝わった機械的な振動は、前庭窓を振動させ、これが蝸牛内のリンパ液を振動させる。その結果、基底膜が振動する。基底膜には有毛細胞と呼ばれる感覚器があるらせん器がある。基底膜が振動すると、この有毛細胞の働きにより、脳内での伝送信号である電気インパルスを発生する。蝸牛で発せられたインパルスは、聴神経を介して脳幹を通り左右大脳半球に伝わる。このとき左耳からの信号は主に右側の経路を通って右の脳の側頭葉聴覚野に伝わり、右耳からの信号は主に左側の経路を通って、左側頭葉の聴覚

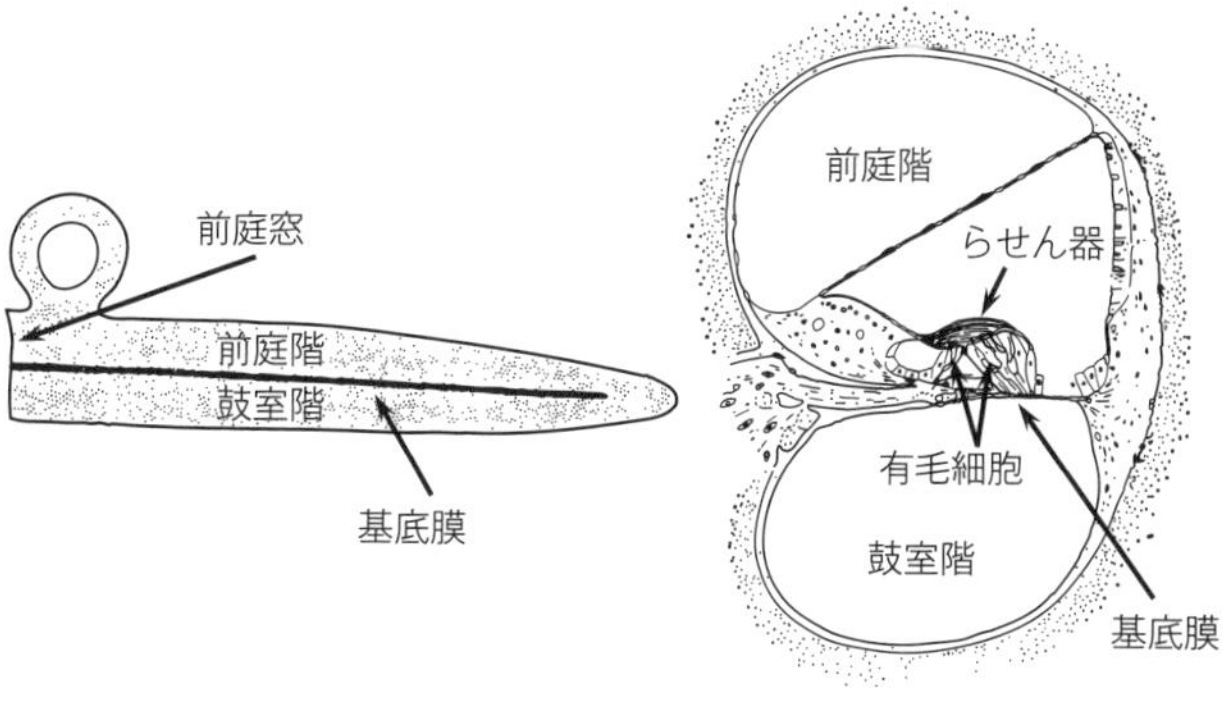

(a) 蝸牛を引き延ばし、縦割りした面　　(b) 蝸牛の断面

図2. 蝸牛（重野 純『音の世界の心理学』より一部改変）

野に伝わる。つまり音の信号は左右逆転して脳の聴覚野に達するのである。この間に音波の音響特徴が分析される。蝸牛以降を感音系という。

老人性難聴は感音性難聴の一種で、内耳すなわち蝸牛以降の感音系の障害が主な原因となり生じる。老人性難聴では蝸牛にある有毛細胞が減少し、聴神経の細胞も減少すると言われている。現在のところ有効な治療法がない。その他にも伝音系や、聴神経以降の神経系にも加齢変化が生じるとされる。聴力が健常範囲の人でも、同年齢なら男性の方が女性より聴力が低い。女性の方が長寿なこともあるが、男性は外で働く時間が長い。そのため、通勤その他で環境騒音にさらされる。騒音は老人性難聴を加速させる要因だと考えられている。静かな環境に住む未開地の住人は、騒音の多い文明国の都会の住人より、中高年になっても聴力は保たれることがわかっている。大音量のステレオヘッドフォンや、スノーモービル、水上バイク、チェーンソー、草刈り機、などの音に長年さらされ続けるのは良くない。米国などで見かける芝刈り車、枯れ葉などを吹き飛ばすブロワーや、銃なども大きな騒音を出す。それ以外にも心臓病や高血圧、糖尿病、循環障害などの生活習慣病は、老人性難聴を助長する要因である。生活習慣病は血管の老化を引き起こす。そのため、きわめて小さな構造物である内耳への血流低下が生じ、長い間には音の感覚器である有毛細胞にダメージを与えると考えられている。また血管の老化は、蝸牛以降の神経系にも悪影響を与える。生活習慣病は諸悪の根源なのである。

女子と子どもは聞き難し

老人性難聴の人には、男性、女性、子どものうち、男性の声がもっとも聞き取りやすい。男性は声帯が大きいので声が低く、また声道（喉頭〜唇）が長いため、音声の音色を決める声道の共鳴周波数が低い。そのため低音域の聴力が比較的保たれている高齢者には、音声エネルギーが低音域に集まっている男性の声は聞き取りやすい。女性、子どもと順に声帯が小さくなり、声道が短くなるため、声も音声の共鳴周波数も高くなり、音声エネルギーが高音域まで広がる。そのため高音域の聴力が低下している老人性難聴の人には聞き取りがむずかしくなる。

老人性難聴の人が聞いている音声は、音量を下げた電話で聞く音声に似ているかもしれない。電話は、三キロヘルツ付近までの音の成分を伝えるように設計されている。人の声はもっと高い音の成分を含んでいるが、三キロヘルツくらいまでの音の成分が聞こえれば、耳の良い人、すなわち健聴者にとってはことばの明瞭性が損なわれず、会話が十分に成立する。「さ、す、せ、そ」の音声に含まれる子音/s/の音は、男性の声でも、この帯域を超える音の成分を多く含む。女声では音の成分がさらに高い方にシフトしている。子どもではもっと高い方にシフトしている。電話では子どもの発音はわかりにくいと思うが、それでもコミュニケーションは成立する。会話はふつう冗長で、ある程度、予測のつくことを話すからである。

私の聴力は少し低下している。軽度と中等度の間くらいの難聴で、体温計のアラームが聞こえない。左耳の方がより聞こえが悪い。あるとき、テレビで内閣改造のニュースを流していた。内閣が替わってもときに「再任」される大臣がいる。私は何かをしながらニュースの音声だけを聞いていたが、「再任」はすべて「退任」に聞こえた。「再任」の語頭の/s/のエネルギーは非常に小さい。だから聞こえない。後続する母音/a/のエネルギーは大きいから聞こえる。/a/の初めの部分は/s/から/a/に移行する遷移部なので音声の音色が変わる。この部分はおそらく聞こえている。実は、この部分は/sa/と/ta/では類似している。そのため「再任」の語頭音/sa/が/ta/に聞こえてしまい、「退任」になったのだと思われる。幸い、このように冗長性のまったくないコミュニケーション場面は、実際にはそう多くない。

高齢になると余計な雑音が聞こえてしまう

老人性難聴の人は、静かなところなら聞き取れることばも、騒音下では一段と聞き取りにくくなる。車の多い道路ぎわや、駅などのうるさいところに弱い。たくさんの人が喋っているようなところでの会話も苦手である。なぜか。

聴覚システムはたくさんのフィルターを使って音を分析する。このフィルターはある範囲の周波数の音は通すが、その外側にある高い音も低い音もシャット・アウトする。これは聴覚フィルターと呼ばれる。聴覚フィルターの中央の周波数を中心周波数といい、フィルターの幅をバンド幅という。つまり聴覚には、周波数が低いところから高いところまで、ズラッと聴覚フィルターが並んでいて、音の分析を行っている。聴覚システムがある周波数の音を分析するとき、聴覚フィルターはその音も通すが、フィルターのバンド幅内の周波数の音も通してしまう。しかし若年者ではこの聴覚フィルターのバンド幅が狭いから、フィルターを通り抜ける目的音以外の音（雑音と呼んでおく）の量が少ない。

ところが高齢になると、聴覚フィルターのバンド幅が広がる。このため目的音以外の音もたくさん聴覚フィルターを通過する。つまり目的音の分析を邪魔する雑音の量も増えてしまう。このため高齢者は、騒音下では音声を聞きとることが困難になる。つまり、高齢になると音の感覚器である有毛細胞の数が減少し聴力が低下するのに加えて、聴覚フィルターのバンド幅が広がるので、音の分析力も低下してしまうのである。

予測、予測、予測……

このほかにも、老人性難聴の人の聞き取りに影響を与えるものがある。たとえば、知人の家に電話したら、子どもが出てきて何か話すことになったとする。「今晩、なに食べたの?」と聞くと、「お父さんが釣ってきた?akana」と答えたとする。最後の単語では語頭音がはっきり聞こえなかったとしよう。このような会話では明瞭に聞こえない単語があっても聞き間違いは起こりにくいだろう。なぜだろうか。私たちの頭の中には単語の辞書や、過去の経験から得た自分を取り巻く世界についての知識（モデル）がある。そうでなければ、人の言ったことばの真意を理解することは相当に困難になる。お世辞しか言わない人に褒められたら、世界についての知識が、ことば通りにはとるなと囁くはずである。

さて、「今晩、なに食べたの?」という質問には、食べ物の名前が返ってくるとの予測がある。

質問を発した時点で、質問者の頭の中の辞書にある食べ物を表す単語「魚、肉、野菜、寿司、焼き肉、ラーメン、…」などが活性化し始める。他のカテゴリーの単語「猫、ゲーム、学校、クルマ、家、人間、…」は、活性化せず、休眠状態のままである。食べ物を表す単語が、活性レベルに関して頭一つ抜け出す。さらに「お父さんが釣ってきた」までを聞いた段階で、文の構造、意味などが、リアルタイムで順次、分析され、つぎに来る単語が動詞や助詞などではなく、食用の釣り魚を表す名詞だと予測する。この段階で、食べ物ではあるが、魚ではない「焼き肉、野菜、ラーメン、高菜」などは候補から抜け落ち、また魚ではあるが、釣りの対象ではない「金魚、メダカ、マンボウ、…」も活性化しない。食用の釣り魚を表す「アジ、サバ、鯛」などの単語、あるいはそうした釣魚全体を指す単語「魚」は、さらに活性化する。そして最後の不明瞭な単語/?akana/を聞くと、「アジ、サバ、鯛」などの釣り魚の名前か、それらのカテゴリー名「魚」などから、音の形がもっとも似ている「魚」が最終的に活性化することになる。聴覚の方では/takana/と仮に分析していたとしても、文脈などから/sakana/の方が活性化する確率が高くなる。こういう処理のされ方をトップダウン処理という。

文を聞き取って理解するプロセスは、このようにダイナミックな過程だと思われる。文や単語の理解においては、無意識に予測を繰り返している。予測するには、世界についての知識、単語の辞書や、つぎに述べる日本語らしさの辞書などの知識が必要となる。もちろん、予測がきかない場合もあるだろうが、そうした会話では、聞き間違いが起こりやすくなる。老人性難聴の高齢者でもダイナミックな予測や推論のプロセスは機能している。難聴の程度が軽ければ、会話が冗長性に富んでいる限り、会話を続けることはそれほど困難ではないはずである。しかし、聴力の低下が大きくなると、コミュニケーションは困難になっていく。

「日本語らしさ」の辞書

私たちの頭の中には、日本語の単語の辞書がある。これは音の連なりについても同様で、日本語の音声は、どういう音節のつながりからなるかに関する辞書、ないし知識がある。これを、規則とみなして「音素配列規則」と呼ぶこともある。日本語は日本語らしく聞こえ、英語や中国語が日本語らしく聞こえないのはそうした知識が存在しているからである。英語のことばを日本語風の発音に変えてしまうのも、この知識のせいである。日本語の音節、正確にはモーラは、ア行音のように母音か、カ〜ワ行音のように子音＋母音、および「っ」（促音）と、撥音「ん」などからなる。日本語においては、原則として子音の後には母音が来る。子音の後に子音が来ることはない。だから、ハンバーガーのMcDonaldは、英語の発音では三音節だが、日本語では子音の後に母音が入るため、/makudonarudo/と六モーラの長い単語になる。

日本語では、促音「っ」の後には濁音が続くことは許されない。「葉っぱ」/happa/は良いが、「葉っば」/habba/は許されない。だから、英語のbagやbigは、日本語では「ばっく」/bakku/、「びっく」/bikku/と発音される傾向がある。しかし、最近は日常生活に多くの英語の単語が入り込んできている。スポーツ選手が同じ分野の大選手を尊敬している、と言うとき、「リスペクト」を使うのはふつうになってきているようだ（最初に聞いたときにはびっくりした）。またfastとfirstは、以前、どちらも「ファースト」と言っていたが、最近、両者を区別して「ファスト」と「ファースト」と使い分けているようだ。だからfast foodは、「ファースト・フード」ではなく、「ファスト・フード」となる。話を促音のあとに濁音が続いてはいけない、という規則に戻すと、これも英語の影響で崩れつつある。「ばっく」や「びっく」などの由緒正しい発音と並んで、「ばっぐ」や「びっぐ」という発音を聞くことが増えた。ことばは、時代とともに変わる。それでも、日本語には日本語の音の並び方があり、おそらく、これも日本語の聞き取りを容易にする要因である。

予測できないとき――身近な単語が聞き取りやすい

会話においては、常に文脈が与えられているとは限らない。突然、別の話題に変わることだってある。難聴の人にとっては、文脈情報なしに単語を聞き取るのは、より困難になる。このような状況下では、どんな単語が聞き取りやすいのだろう。身近に感じられる単語、たとえば「あめりか、てれび、つま、ことし、でんわ、がっこう」と、身近には感じられない単語、「ぎあん、きゅうぼ、ここまい、ごやく、ろうおく、そくぶん、えんきょく」を比べてみよう。前者の単語群は聞いただけで何だかわかると思う。しかし後者は聞いただけではわからないものがあると思う。念のため書いておけば「議案、急募、古々米、誤訳、陋屋、仄聞、婉曲」である。中高年の人なら知っている単語が多いと思う。文字も難しいものが多い。若い人は知らない単語が少なからずあるだろう。

老人性難聴の人のみならず、若い人でも身近な単語はそうでない単語より聞き取りやすい。身近さの程度は、もちろん人によって異なる。政治・経済に興味のある人にとっては、一般には身近とは思えない「どうしゅうせい、かんじちょう、さきもの、もちかぶ、ティー・オー・ビー」（道州制、幹事長、先物、持株、TOB）などの単語が、身近になっているであろう。年齢によっても違う。高齢になると「年金、介護、福祉、定年」などが身近に感じられるようになるかもしれない。「くじらじゃく、まめたん、ちくろ、ぎょめい、げばると、はっこういちう」（鯨尺、豆炭、チクロ、御名、ゲバルト、八紘一宇）などは、いまや高齢者にもそう身近ではないだろうが、知っている人は多いと思う。しかし、若年者にとってはおそらく非語であろう。

単語の身近さに関しては、NTTコミュニケーション科学基礎研究所が作った単語親密度データベースがあり、出版されている。非常に大規模なデータベースで、約八万語について、身近さの主観的な評価値である「親密度」が載っている。

身近に感じる単語「テレビ、今年、電話」などは、そうでない単語「婉曲、議案、急募、古々米、誤訳」より聞き取りやすい。身近な単語は、おそらく過去に何度も聞いたり、思い浮かべたりする機会のあった単語である。そういう単語は、そうでない単語より簡単に活性化する。だから、音が正確に聞き取れていなくても、それらしい音の形/?akana/が聞こえてくれれば、/sakana/がパッと活性化し選択される確率が高い。身近な単語は、それ故に聞き取りやすいのだが、諸刃の剣でもあって、聞き誤りのもとにもなる。「昨日、高菜の漬け物を食べた」と言えば、漬け物にするのは高菜だから、高菜と聞こえる確率は高い。だが、高齢になると、高菜の漬け物のような地味だが日本風のものがおいしくなる、といった意味で、「年取ると肉なんかがダメになって、高菜でご飯なんていう食事がいい…」と言ったとすると、高菜を魚に聞き誤る確率が高くなりそうである。第一に、魚の方が親密度が高いからである。第二に、中高年になると、肉は重いと敬遠するようになり、軽い魚の方が良くなったりするから、文脈として「魚」も不自然ではない。魚、高菜のように音の形が似ている単語は、いわば隣人同士である。親密度が非常に高い「魚」のような隣人をもつ単語「高菜」は、聞き取り環境が良くないときには、適当な文脈が与えられないと、「魚」に間違われやすい。

身近ではない単語が脳の辞書内できちんと活性化するには、音声をより正確に聞き取る必要がある。それでも、辞書にその単語が登録されている限り、程度の差はあろうが、正確に聞き取れなくても、辞書が聞き取りを補ってくれることがある。一方、「ろうおく、そくぶん、きくざ、ていきん」（陋屋、仄聞、菊座、庭訓）などの単語は、聞き慣れないかもしれないが、紙の辞書や電子辞書に載っているれっきとした実在語である。日本語の素養がある人にとっては日本語のことばだとわかるだろう。しかし、そうでない人には、実在しない非語であろう。おそらく知らない人の方が多いかもしれない。知らないことばは、脳の辞書には載っていない。だから、知らない人にとっては、「あねりか、すれてめ、鮮対」などの紙の辞書にない非実在語と同様に非語である。非語は、脳内辞書の助けを借りられないから、その音形を把握するには、ボトムアップ処理により、すべての音声が正確に聞き取られなければならない。「あねりか」は、隣人に親密度が非常に高い単語「あめりか」という強敵がいる。このため、老人性難聴の人には、「あねりか」は「あめりか」に間違われる確率が高いだろう。非語は、聞き取りがもっとも困難であり、音の連なりが日本語的でない「んぺりか」のような非語はさらに聞き取りが困難であろう。

具体的なことばは聞き取りやすい

親密度データベースを使って、「安心、運命、解散、平和」などの単語の身近さ、すなわち親密度を調べると、「青空、医者、雷、魚、電話」などの単語の親密度と同程度であることがわかる。しかし、これら二群の単語は何かが違っている感じがする。単語の具象性が違っているのである。前者は抽象的な事柄を表す単語で、後者は、見たり、聞いたり、時に触ったり、味わったりできるものを指す具象語である。もちろん、前者の単語でも、たとえば衆議院の「解散」の光景があり、代議士がやけっぱちなのか、なぜか万歳！　を唱えている奇妙な光景や、戦争・紛争が終わって家族団欒の「平和」な場面をテレビで見たりすることはある。しかし、そうした光景なり場面は、どこか間接的で、後者のように直接的、具体的ではない。単語の具象性も聞き取りに影響を与える要因である。もちろん具象語の方が聞き取りやすい。

単語の聞き取り実験からわかったこと

単語の意味がどの程度、具体的かに関しては、東京都老人総合研究所（当時）とNTTコミユニケーション科学基礎研究所が、単語心像性の大規模データベースを作成し、出版している。「心像性」とは、単語を聞いたり、見たりしたときに、視覚、聴覚、嗅覚、触覚などの心理的イメージがどれだけ容易に思い浮かぶかの主観量である。当然、抽象語より具象語の方が心像性は高い。単語の親密度、頻度、心像性の大規模データベース・シリーズが登場したおかげで単語認知の研究は非常にやりやすくなった。

以前、単語の親密度や心像性が老人性難聴の人の聞き取りにどのような影響を与えるかを調べたことがある。対象としたのは、健康な高齢者と、大学生である。高齢者は、自治体が主催する高齢者大学校の卒業生であり、脳卒中、精神疾患の既往がなく、活動的な人々である。年齢により六五–七四歳の前期高齢者群と、七五–八四歳の後期高齢者群に分けて聞き取り能力を調べた。事前に、いくつか検査を行った。知能指数はほとんどの人が高めで一〇〇を超えていた。もちろん認知症の人はいなかった。また、うつ状態になると、いろいろな検査の成績が低下するが、そうした人もいなかった。聴力検査、視力検査も行った。聴力に関しては、平均聴力が健常範囲にある人たち（専門的に言うと、四分法による平均聴力損失が二〇デシベル（dB）未満）と、やや聴力が低下した軽度難聴の人たち（四分法による平均聴力損失が二〇–四〇デシベル）に分けた。ことばは聴力低下がなければ、楽に聞き取れる大きさで提示した。聞き取りに用いたことばは、親密度、心像性が高い単語とそれらが低い単語である。被験者には聞こえたとおりに書き取ってもらった。

その結果によると、聴力が健常範囲なら、前期高齢者と後期高齢者の成績は大学生の成績と変わりなく、少なくとも後期高齢者（八四歳）までは、加齢の影響がほとんどないことがわかった。しかし、聴力の低下があると、たとえ軽度でも、聞き取りの成績が低下し、特に、親密度（身近さ）や心像性（具象性）の低い単語の聞き取りが低下することが明らかとなった。

■老人性難聴の疑似体験

老人性難聴にみられる聞き取り困難は、聴覚系だけの障害によって生じるのだろうか。それともより高次の機能である音声の知覚や音韻の処理、単語の辞書といった言語処理の機能にも障害があるために生じるのであろうか。この点も検討してみた。前述のように、高齢になると低音域の聴力も低下するが、二キロヘルツを超える高音域の方がさらに低下する。そこで、軽度難聴の人たちの聴力パタンを真似たフィルターを作り、それを介して単語を聞いてもらった。「高齢者擬似体験」について聞いたことがある人は多いと思う。手足におもりやサポーターを付け、白内障をシミュレートするメガネをかけて、高齢者の置かれた状況を体験する。私たちが試みたのは、聴覚版の高齢者擬似体験とでも言うべきものである。前述の軽度難聴の人たちの平均聴力に等しいフィルターをかけて単語を聞いてもらう。このようにして大学生の若年健聴者に単語を聞かせた。すると、軽度難聴の人とほぼ同じ成績となった。聞き取りの成績が低下するだけではなく、親密度や心像性の低い単語の方が、より聞き取りが悪くなったのである。大学生には、聴力の低下もなければ、当然、ことばの障害もない。それにもかかわらず、音声にフィルターをかけるだけで、軽度難聴の高齢者とほぼ同じ聞き取り成績となった。この結果は、軽度難聴の高齢者にみられたことばの聞き取り成績の低下は、言語機能の低下により生じたのではなく、聴力低下によって生じたことを強く示唆する。

■身近な単語、具象語が聞き取りやすいわけ

聴力が低下したとき、なぜどの単語も一様に聞き取りにくくならずに、親密度の低い単語が、親密度の高い単語よりさらに聞き取りが困難になるのだろう。話を進める前に、「表象」というものについて説明しておこう。私たちの外界にはいろいろなものが存在する。音声や文字も私たちの外に存在している。それらを知覚、認知することにより、脳に情報が伝達される。とはいっても、それらは外界にあるときのそのままの形で脳内に伝わるわけではない。頭の中に音声が鳴り響いていたり、文字の画像が映し出されているわけではない。音声や文字は脳内での表現形式に変換されて存在している。それを表象という。「音韻表象」というのは、「ア、カ、デ」などの音声や、「リンゴ、サカナ、デンワ」などの単語の音声が、脳内での表現形式に変

換されたものである。単語の音韻表象は脳内辞書に保持されている。これを音韻辞書と呼ぶ。「文字表象」は文字の脳内での表現形式である。単語の文字表象（「うどん、鬼、テレビ」など）は別の脳内辞書にあり、その辞書を文字辞書と呼ぶ。「意味表象」はことばの意味の脳内での表現形式である。たとえば「うどん」なら、食べ物、麺、和食、細長い、…などの意味素の集合からなる。

私たちがある単語、たとえばうどんということばを聞いたときには、まずその単語の音韻表象が活性化する。音韻表象が活性化すれば、うどんの意味表象と文字表象「うどん」も活性化する。聴力が低下すると、必ずしも正確に聞き取れるわけではない。そのような場合は、その単語の音韻表象の活性化レベルはそう高くならない。しかし、前述のようにどの単語も一様に聞き取り困難になるわけではない。身近な単語の音韻表象は活性化する機会が多いので、そうでない単語よりも活性化しやすい。そのため十分に聞き取れていなくても、音韻表象が活性化する確率が高い。音韻表象が活性化すれば、文字表象も意味表象も活性化し、理解が可能となる。

それでは心像性の高い単語が聞き取りやすいのはなぜだろう。心像性は単語のイメージの豊富さを表す指標であり、心像性の高い単語、たとえば「魚、電話、雷」は、聞いただけでいろいろなイメージが豊富に浮かんでくる。魚なら、匂い、形、味、肉、ウロコ、骨、などなどが思い浮かび、意味的に豊富である。一方の心像性の低い単語、たとえば「安心、運命、解散」は、単独で聞いてもあまりイメージが浮かんでこない。つまり意味的に豊富ではない。

「でんわ」と「へいわ」という単語を、老人性難聴の人や、若年者が雑音下で聞き取るときには、音声が必ずしも正確に聞き取れているとは限らない。そのため音韻辞書内の表象が十分には活性化しない。それでもそれぞれの音韻表象は、それぞれの意味表象をある程度、活性化させる。「でんわ」は意味的に豊富なので、いろいろな意味属性を活性化させる。抽象語である「へいわ」は意味的に豊富とは言えないから、少しの意味属性しか活性化させない。意味表象の活性化は音韻表象にフィードバックされる。そうすると、いろいろな意味属性からの活性がフィードバックされる「でんわ」の音韻表象の方がより大きく活性化すると思われる。このように考えると、心像性の高い単語の方が、正確に聞き取られる確率は高い。単語の聞き取りにおいて心像性効果が生じるメカニズムはこのようなものであろう。

■都合の悪いことは、聞こえにくい

耳の遠い高齢者に対して、都合の悪いことは聞こえないと揶揄することがある。たとえば、高齢男性に対して、奥さんが「雨が降ったら洗濯物入れておいてね！」と言って出かけたとする。現在の高齢者は、男は外で働き、女は家庭を守るといった価値観に馴染んでおり、今より男尊女卑の色濃い時代に育っている。したがって高齢の男性は家事が身近ではない。身近でないことに関することばは、聞き取れない確率が高くなる。洗濯物のことなど頭になければ、言われたことが聞き取れずに、雨ざらしにしてしまい、奥さんに叱られることになる。しかし、その人にとって切実なことや興味あることは身近である。食べることは切実な問題であり、身近さはグンと上がる。だから、「ご飯ですよ」はすぐに聞きとれる。その結果、「ご飯のときは聞こえるくせに、用を頼むと聞こえないいんだから」などと、なじられることになる。

私たちの行った実験は、大げさに言えば、都合の悪いことは聞こえない現象の一端を、科学的に説明することを可能にしたと考えられる。聴力の低下している人と話すときには、身近なこと、具体的なことから話し始めることである。ある程度、文脈が形成されれば、予測が効くようになり、理解は容易になるだろう。

老人性難聴にならないために

まず、大きな音にさらされ続けないことであろう。前述のように、大音量のステレオヘッドフォンや、大きな騒音を出すスノーモービル、水上バイクなどのほか、チェーンソー、草刈り機、トラクター、ブルドーザー、パワーシャベルなどの農業用、林業用、建設用機器は要注意である。日本でも普及しつつある芝刈り車、木の葉やごみを吹き飛ばすブロワー、なども騒音を出す。コンクリートを切ったり、壊したりする、はつり作業なども凄まじい騒音を出す。イヤーマフの着用が必要であろう。

また、心臓病や高血圧、糖尿病、循環障害などの生活習慣病は、血管の老化を引き起こす。その結果、内耳への血流低下を生じ、長い間には音の感覚器である有毛細胞にダメージを与えると考えられている。血管の老化は、蝸牛以降の神経系にも悪い影響を与える。生活習慣病は、老人性難聴を加速させる要因である。

鼓膜の破損、などの伝音系だけの障害で起こる伝音性難聴は、聴力損失が六〇デシベルどまりである。医学的な治療法もある。その上、補聴器が非常に有効である。しかし、感音性難聴である老人性難聴は、聴力損失が六〇デシベル以上になることもあり、医学的な治療法は現在のところない。補聴器は有効であるが、装用訓練が必要である。近眼や老眼はメガネやコンタクト・レンズを装用すればすぐ見えるようになるが、老人性難聴の場合の補聴器は、メガネのようにはいかない。訓練なしに補聴器を与えても、早晩、使わなくなる。なぜかと言えば、老人性難聴では、長い年月にわたって高音域の聴力が低下し、それに慣れている。それなのに、ある日突然、補聴器をつけると、音が全体的に大きく聞こえるだけではなく、高音域の音が非常に大きく聞こえるので、世の中の音が金属的に聞こえ、大層、不快なものらしい。音が大きくなっても聴覚フィルターのバンド幅は広いままであり、音の分解能力は改善されないから、騒音には弱いままである。また、老人性難聴の人の中には、大きな音に対する耐性が低下している場合があり、音をそうそう大きくできない場合もある。わが国では、老人性難聴の人の補聴器装用を行っているところは非常に少ないが、補聴器を使う場合は必ず言語聴覚士か耳鼻科医の指導のもと、装用訓練を行うべきである。

4 話す力と加齢——「あれが、あれだよ」「あれが、あれかぁ」

ことばの遺伝子

読み書きは、長い時間をかけて努力して習わない限り習得できない。ところが話す方は、読み書きとは対照的で、敬語やフォーマルな話し方などの特別な場合を除けば、特に習わなくても話せるようになる。生まれてから何年か経てば、一応、しゃべれるようになる。読み書きとは大違いである。その理由は、私たちが話しことばの遺伝子を持っているからだとされる。この遺伝子に欠損や異常があると、先天的に話しことばに障害のある特異的言語障害（SLI: specific language impairment）が生じる。私たちは、ことばによって非常に多くのことを学んだり教えたりし、さらには周りとのコミュニケーションを図りながら日常生活を送っている。

ことばが困難になれば大変なことになることは容易に想像がつく。

発音の仕組み

ことばは、特に努力しなくても言うことが可能なので、発音のプロセスは単純と思うかもしれない。しかし、発音のプロセスは非常に複雑である。

母音は、喉頭にある声帯が呼気により振動し、これを音源として作られる。声帯は、成人男性だと一秒間に一二五回くらい振動する（125Hz）。「ブー」という音色の音である。女性や子どもではさらに高い振動数となる。図3に示すように、この音が声帯から唇までの呼気の通り道が形作る共鳴腔、すなわち声道で共鳴し、唇や鼻孔から音声として発せられる。顎の開きや、舌の位置、唇の開口度と突出度などを変えることにより、共鳴腔の形が変わり、それに伴って共鳴周波数も変化して、音色が変わる。

顎を下げて、唇を開け、舌を奥の方に下げると、「あ」が作られる。顎を上げ、唇を横に広げて、舌の前方を持ち上げると、「い」となる。このようなやり方で母音「あ、い、う、え、お」が作られる。母音を発するとき、声道には呼気の流れを邪魔する狭めがない。このため母音のエネルギーは大きい。

子音はどうだろう。ほとんどの子音は単独では発音されない。たとえば「た」の子音/t/は、後ろに母音「あ」が続くことにより/ta/となる。/t/では、舌と歯茎とで呼気を塞ぎ、呼気を溜める。その後、舌先を急激に下げると、溜まった呼気が破裂したかのように急激に出る。やや遅れて声帯が振動し始め、舌、顎、唇などの位置を母音/a/に向けて変えて行き、/ta/という音声が作られる。/t/の音源は声帯ではなく舌と歯茎の破裂部にある。

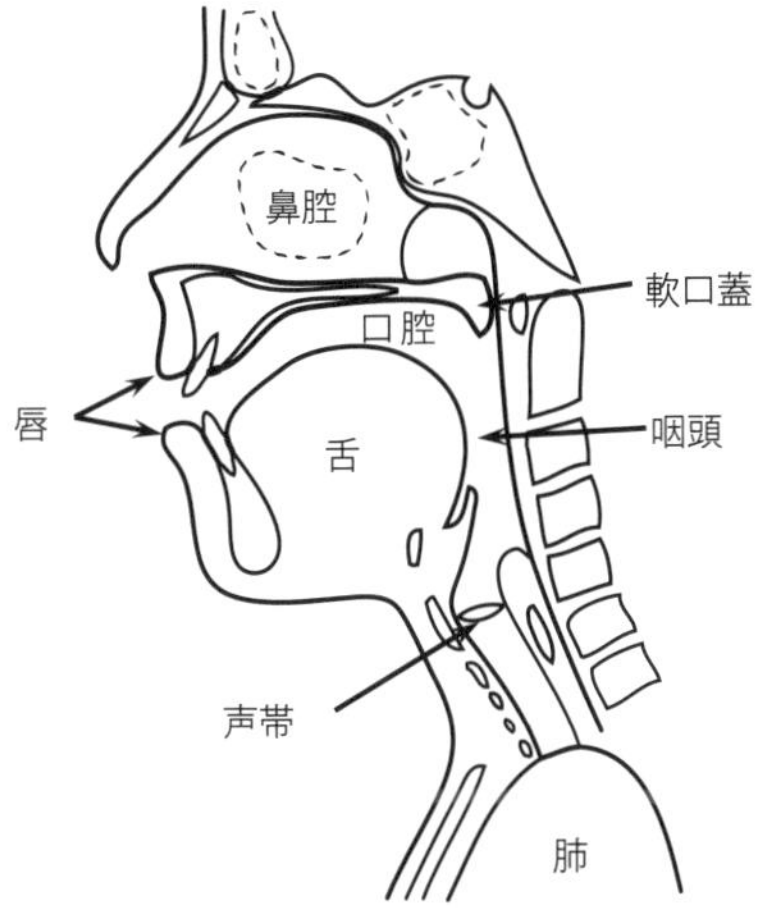

図3．発音（調音）のための器官。声帯から唇・鼻孔までを声道という（藤村 靖『音声科学原論』〈岩波書店，2007〉を一部改変）

発音器官が動くと、共鳴腔の形が変わるから、共鳴周波数も一緒に変わり、音色も変化する。/t/の部分の音のエネルギーは小さい。/ta/では、呼気の急激な解放から声帯が振動し始めるまでの時間は、1秒の1/30～1/20程度と非常に短い。この短い時間に呼気の破裂と、声帯振動の開始、発音器官の動きに伴う共鳴特性の変化が順次起こり、/t/の音色が作られる。発音のプロセスはこのように複雑である。

■発音器官の加齢変化

加齢にともなって、呼吸に関係する器官も変わっていく。肺の組織は弾力性を失い、胸郭は硬くなり、呼吸筋が弱くなる。そのため肺の圧力が減少する。歳をとっても肺の容積はそう変わらないが、呼吸時に出し入れされる空気の量が減少するため、高齢者は発声のために呼気を効率よく使うことができない。

喉頭もまた変化していく。男性の方が広範囲にわたって変化する。いわゆる喉仏は図4（左）に示した（左側が前、右側が後ろ）甲状《こうじょう》軟骨によってできたふくらみである。喉頭は幾つかの軟骨とそれらをつなぐ組織によりなっている。甲状披裂《ひれつ》筋とあるのが声帯である。図の右は喉頭を上から見た図で、後方（図の下方）に披裂軟骨が二つある。中央の細長い三角形が声帯（二枚の膜）により作られた隙間である。隙間の両側に声帯がある。便宜上、図では声帯より下部の組織が見えるように声帯は透明になっている。ことばを発するときに声帯が開閉し、音声のもととなる音を作る。声帯が開閉を繰り返すことにより、断続気流を作る。これが音声の音源となる。喉仏に軽く指をあてて発声してみると、振動を感じるが、それは声帯の振動によ

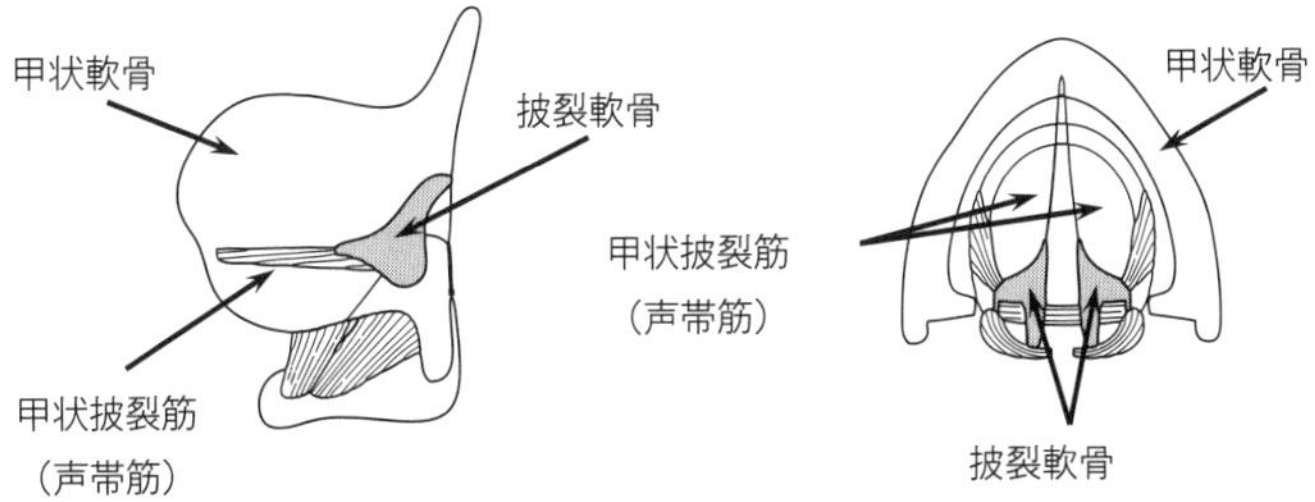

図4．喉頭の側面と上面（藤村 靖『音声科学原論』を一部改変）

るものである。高齢になると、喉頭の軟骨にカルシウムが沈着し、骨化する。声帯を含め喉頭にある筋肉は萎縮し、軟骨をつなぐ関節の機能が低下する。喉頭粘膜の腺も萎縮する。

高齢の男性では、喉頭の関節の機能が低下し、声帯の閉じが悪くなるなど、発声時に声帯調節がスムーズに行えなくなる。喉頭粘膜の腺が萎縮すると、声帯を乾燥させ、声帯を覆う組織を硬くする。声帯が硬くなると、声が高くなり、声帯振動が不安定になる。男女いずれでも、声帯は年齢と共に厚くなり続けるとの報告がある。その一方で、男性では七〇歳まで声帯が厚くなり続け、その後、薄くなるが、女性では七〇歳をすぎても厚くなり続けるとの報告もある。声帯が厚くなると声が低くなる。歯も発音器官の一部だが、高齢になると少なくなっていく。

■高齢者における声と発音の特徴

加齢にともない声の高さ（基本周波数）は変化する。女性の声の高さは、閉経までは安定している。閉経後に声は若い人の五パーセント

（十〜十五ヘルツ）ほど下がるが、ホルモンの変化が原因と考えられている。ホルモンの変化は、喉頭粘膜の厚みを増加させ、浮腫を生じさせることがある。男性においては、若年〜中年にかけて声の高さが八パーセント（一〇ヘルツ）ほど下がる。なぜかはわかっていない。高齢になると、声は逆に上昇し始め、三〇パーセント（三五ヘルツ）近くも上がるという。

高齢者の声は、震えと嗄声《させい》に特徴がある。嗄声とは、しゃがれ声、ガラガラ声のことである。震えと嗄声は、声の高さと大きさが不安定で一定していないところに特徴がある。声の高さは、男性、女性とも、加齢にともない揺らぎが大きくなっていく。声の大きさも加齢にともない不安定になる。声を聞くと、その人の大体の年齢がわかるが、男性では声の大きさの変動が大きいことが指標となっているという。高齢者の声を特徴付けるものには、他にも息の混じった声、気息性がある。高齢者では、若年者に比べると発声時に声帯に隙間ができることが多い。ここから呼気が漏れて、息の混じった声になる。若い女性では声帯の後方に隙間ができることが多くて気息性になりやすいが、高齢の女性ではさらに前方にも隙間ができる。

音声の音色を決める共鳴特性は、男性でも女性でも、加齢にともない変化する。女性では、共鳴周波数の低下が目立つが、これは声道が長くなるためと考えられている。母音の共鳴特性（音色）の変化は、男性で顕著である。舌があまり動かなくなり、下降しなくなるのが原因のようだ。共鳴特性の変化は、頭部顔面の骨格の拡大や、喉頭の下降、口腔内の構造物の萎縮により生じると言われている。口腔内構造物の萎縮は、発音を不明確にする。

　高齢者はゆっくり話すという印象はないだろうか。かって非常に簡単な発話資料を用いて高齢者の発話速度を測定したことがある。被験者には「パパパパ…」と、できるだけ速く言ってもらった。そして一秒間に「パ」を何回言えるかを数えた。つまり発音器官をどれだけ速く動かせるかを測定した。二〇～三〇歳の人は、「パ」を一秒間に六・七回繰り返すことができた。これに対して、七〇歳前後の人は、五・三回程度しか繰り返すことができなかった。これは若年者の八〇パーセントほどの速さである。高齢者はゆっくり喋る印象があるが、実際、速く喋るのは苦手なようである。しかしもちろん、この程度の発話速度の低下は、コミュニケーションの妨げになるほどではない。

　声や発音の加齢変化を防ぐにはどうすればいいのだろう？　声や発音を若いときから訓練しているオペラ歌手やアナウンサーでも、明らかに声や発音の老化はある。しかしオペラ歌手の声は、同年代の人に比べれば若々しく、アナウンサーの発音は同年代の人より明瞭なのではないだろうか。プロの発声・発音訓練を受ければ、声の若さや発音の明瞭さは保てるかもしれない。ふだんから人と話したり、カラオケなどで唄ったりして適度に発声・発音器官の運動を行うことが良いのかもしれない。その際、大声を出すとか、長時間唄う、アルコールを大量に摂る、など声の乱用につながることを避けるべきだろう。適度な全身運動も良さそうに思える。

発音が不明瞭にならないようにするには、明確に発音するよう意図的に発音器官を大きく動かすこと、またもし入れ歯なら、きちんと合ったものを使うようにすべきだろう。

喉までしか出てこない——まず人名、そして人名以外のことばも

加齢変化は声や発音だけにとどまらない。中高年になると、人名が出てこないという訴えをよく耳にするし、人名が出てこなくて呻吟している姿はよく見かける。中年になれば、おそらく誰もが経験しているのではないだろうか。私も少なからず経験している。すぐ頭に浮かぶのは十数年前、勤め先のある研究員に電話したときのことである。複数の研究員がいるから相手の名前を言わなければならなかったのだが、名前が出てこなかった。名前が出てこないことなど初めての経験だったので少しあわててしまい、「○○大学を出て、最近、研究所に来た男性で……」といった説明をしたら、「僕です」と言われ、相当に恥ずかしい思いをした。これ以降、人名が出て来ない現象は徐々に増え、今では日常茶飯事になりつつある。そしていまや人名のみならず、花の名前、道具名など普通名詞にも影響が出始めている。誰なのか、あるいは何の花なのか、知っているのにその名前が出て来ないという現象を「喚語困難」と言う。ことばを喚起することが難しいという意味である。

「喚語困難」から来る代名詞の多用も、中高年の会話の特徴ではないだろうか。初老の二人連れの男性が山の中腹にある何かを指さしながら、一方が「あれが、あれかぁ」と言うと、連れが「そう、あれが、あれだよ」という会話をしていた。指さした方を見たが、ただ木々の緑が見えるだけで、何を話していたのかわからなかった。しかし二人の間ではコミュニケーションが成立しているようだった。別の例をあげると、飲み会で料理が運ばれてきたとき、それを覗き込んだ女性が「これがあれよ」と言った。この場合も意味がわからなかった。代名詞を多用するのは、単語が想起できないため、代名詞で代用しているからだろう。ことばが出にくいのは、人名に限らない。高齢になると普通名詞も出て来なくなり、難渋することがある。

こうしたことが起こるのは、高齢になるとことばを忘れてしまうからだろうか？そんなことはない。一般的には、むしろ高齢者の方がことばを良く知っているからだ。では、高齢者と若年者は、どれくらいの数のことばを知っているのだろうか。

高齢者は語彙が豊富

知っていることば（語彙）の数を正確に推測するのは簡単ではない。一つのやり方は、「日本語の語彙特性」という『新明解国語辞典』（三省堂）の見出し語を電子化したデータベースを利用する方法である。余談だが、『新明解国語辞典』(四版)というのは、独特な語釈で有名な辞書である。たとえば、幸福は、「現在の環境に十分満足できて、あえてそれ以上を望もうという気持ちを起こさないこと。…」とある。これには唸ってしまう。閑話休題。

このデータベースには、約八万の単語が載っている。この中から単語をランダムに選ぶ。対象とした単語は、和語(日本固有のことば)・漢語(中国伝来だが、日本語になっている単語)一五〇語と、カタカナで書く外来語一五〇語に、それぞれ非語五〇を加えた二〇〇語二組である。辞書を見るとわかるが、掲載語の三分の一~二分の一は実在する単語ではあるが、知らない単語である。また非語というのは、実在しない単語のことで、辞書を引いても出ていない「応躍」「カイサ」などがその例である。非語を加えた理由は、「知っている」という反応と、「知らない」という反応が大体半数になるようにするためと、どの単語でも「知っている」と答える人を検出するためである。これらの単語と非語をパソコンのディスプレイに一語ずつランダムに呈示し、知っているか、知らないかを答えてもらった。高率で非語を知っていると答えた人は除外した。知っていると答えた単語の数から、その人の語彙数を推定する。ある人が和語・漢語一五〇語のうち、三分の二にあたる一〇〇語を知っていたとする。計算を簡単にするため辞書の見出し語のうち和語・漢語の数が六万語だとすると、この人は、六万語の三分の二の単語を知っていると推測できるから、語彙数は四万語ということになる。

もちろん、これは正確な推定語彙数ではない。実際には、もっとたくさんの単語を知っているはずである。辞書には非常に新しい単語は載っていない。「オタク」くらいなら載っているようだ。ちなみに電子辞書版『広辞苑』の「御宅」（漢字なのですね）には、「(多く片仮名で書く）特定の分野・物事にしか関心がなく、その事には異常なほどくわしいが、社会的な常識には欠ける人…」とある。『新明解国語辞典』に劣らず興味深い記述である。またポテチ、コピペ、ケータイ…などの略語も載っていないことが多い。原則として固有名詞も載っていない。田中角栄、小沢一郎、小泉純一郎、米倉涼子、吉永小百合、バラク・オバマ、デーヴィッド・キャメロン、タモリ、明石家さんま、そして友人、知人などの人名、また五反田、日暮里、代々木、新発田などの地名もない。複合語も載っていないことが多い。専門用語や外国語、方言なども載っていない。俗語、隠語の類も載っていない。明らかに私たちの語彙数は、紙の辞書に掲載されている単語数から推定されるものより多い。しかし、この方法で推定された語彙数は、大ざっぱではあるが、その人の語彙数に関する指標となるだろう。

結果であるが、和語・漢語については、高齢者の語彙数は七万語強、若年者の語彙数は約五万五千語であった。高齢者の語彙数は、若年者より約二〇パーセント以上豊富であった。一方、カタカナの外来語の語彙数は、高齢者、若年者間に差がなく、いずれも約五千語であった。外来語については若年者の方がよく知っていると予想していたが、差はなかった。その理由は、一般に辞書は保守的で、掲載されている外来語は古いものはあるが、新しいものがないためであろう。たとえば、若年者の知らない「ルンゲ」（独語の肺Lunge。転じて肺結核の意）や、チクロ（現在は使用を禁止されている人工甘味料）などの古い単語は掲載されている。しかしスマートフォンなどは掲載されていない。そのため若年者に不利で差がなくなったものと思われる。和語・漢語と、外来語の両方を合計した総語彙数は、若年者が六万語、高齢者が七万五千語で、高齢者の方が約二〇パーセント語彙が豊富であった。

やはり高齢者の方がことばをたくさん知っている。では、なぜ高齢者は語彙が豊富なのだろう。対象とした高齢者は若年者より平均すれば約五〇年も長く生きている。その五〇年の間に語彙を蓄積したことが一つの要因である。しかし、それだけではないだろう。高齢者と若年者の育った時代ではいろいろなことに違いがある。コーホート効果である。第1章でも述べたが、おそらく第二次世界大戦前の教育においては、国語教育が今以上に重視されていたと思われる。教育勅語のような漢文調の文が、多く教えられていたはずである。コーホート効果も和語・漢語の語彙数を押し上げた要因と思われる。

以前、東京都内の老人クラブ連合会で話をしたことがある。聴衆は七五歳前後の人が多く、敗戦時に一五歳くらいだった人たちである。その人たちが教わっていたであろう文の例として、よせばいいのに第1章で引用した教育勅語を持ち出したことがある。漢字の教養がないのに、相当の無理をした。なにしろ漢字、それも古い漢字だらけの文で、知らない単語が多く、意味も大雑把にしかわからない。その初めの部分を私がたどたどしく読んでいたら、なにやら潮騒のような音が聞こえてくる。それは段々に大きくなっていく。目を教育勅語が書かれているスクリーンから会場の方に向けると、いつの間にか多くの人が声を合わせてそらんじていた。驚いた。幾分の恐怖をおぼえたのも事実である。おそらく書かれたものを憶えたのではなくて、聞いて憶えたのだろうが、和語・漢語の素養では彼らには勝てないなと思い知らされた。コーホート効果は決して無視しえない。

高齢になると、ことばが出にくくなるが、その原因は、ことばを忘れるからではない。高齢者はむしろ語彙が豊富なのである。それにもかかわらず、ことばは出にくくなる。

出ないのは、人の名前だけではない！

ことばが出てこないときに、手帳にでも書いておいてもらえば、どんなことばが出なかったのかを知ることができる。この方法で、若年者、中年の人、高齢者を対象に出てきにくいことばを調べた研究がある。それによると、高齢になるほど、ことばが出てこない回数が多くなる。残最も出てきにくいことばは、なんと若年者も中年の人も高齢者も、すべて人名なのである。残念ながら高齢になるほど人名の出てこない回数が多くなる。悲しいかな、赤瀬川原平が言うように老人力がついてくるようだ。人名の次に出てきにくいことばは、高齢者ではハサミなどの身近な単語である。これに対して、若年者では身近なことばより、抽象語が出にくい。若年者はことばに関してまだ発展途上であり、抽象語を習得中なので出にくいのかもしれない。いずれにせよ高齢者と若年者では、出てきにくいことばの種類が若干、異なるところがある。

単語を想起する実験

私たちの研究グループも、この問題を検討したことがある。やり方はこうである。いろいろなカテゴリーのことばを三〇秒間にできるだけたくさん言ってもらった。これは語想起課題という。対象は、大学生と健康な高齢者である。前章でも述べたように、高齢者は、東京都のある区が主催する高齢者大学校の卒業生である。知能指数や教育歴が大学生と大体同じ範囲で、過去に精神・神経疾患に罹ったことのない人たちである。こうした事柄は言語能力やその他の認知能力などに影響を与えることがわかっているので、必ず調べておく必要がある。

言ってもらった単語のカテゴリーの一つは、音韻カテゴリーで、指定された音節（「か、ほ、た、き」）で始まる単語を三〇秒間にできるだけたくさん言ってもらう。「か」なら、「蛙、烏、兜、カレンダー、…」という具合に。他のカテゴリーとしては、いろいろな意味カテゴリー、たとえば動物（ほ乳類、魚、虫、鳥）、植物（花、木、野菜、果物）、人工物（台所用品、文房具、道具など）、人名（政治家、女優、タレント・歌手など）、地名（国名、日本の都市、外国の都市）などに関して、各カテゴリーに属す単語をできるだけたくさん言ってもらった。「ほ乳類」なら、「犬、猫、牛、…」、「女優」なら、「原 節子、山本富士子、エリザベス・テーラー、吉永小百合、米倉涼子、アンジェリーナ・ジョリー…」のようにである。

その結果はというと、若年者（大学生）では、一カテゴリーあたり平均一〇語弱を言うことができた。しかし、高齢者は四分の三の約七・五語しか言うことができなかった。人名以外のカテゴリー（音節、動物、植物など）の成績は、若年者も高齢者も大体、それぞれの群の平均値（一〇語と七・五語）に近い数の単語を想起できた。しかし人名は両群とも少なく、若年者ですら全カテゴリーの平均値の半数強、高齢者では平均の四割強に落ち込んでいた。地名は、人名と同じ固有名詞であるが、両群とも最もたくさん想起できるカテゴリーであった。

このように想起できる単語数はカテゴリーによって変化する。このバラツキのため、人名で特に老化の影響が大きいのかどうかを簡単に判断することが困難であった。そこで各カテゴリーについて若年者の想起語数を一〇〇《パーセント》としたとき、高齢者の想起語数は若年者の何《パーセント》に当たるのかを計算した。高齢者の想起語数は、すべてのカテゴリーについて平均すると、若年者の約七五パーセントであった。そして注目の人名はどうかというと、やはり低く、若年者の想起できた人名数の約六〇パーセントしか想起できていなかった。高齢者ではどの単語も出て来にくいが、特に人名の想起は苦手なことが明らかになった。

なぜ、このようなことが起こるのだろう。高齢になると脳が萎縮する。しかしそれだけが原因ではないように思われる。以下は推測だが、高齢になると、語彙が増える。若年者に比べると、二〇パーセント強、知っていることばの数が多い。ことばを、少ない語彙の中から探すのと、たくさんの語彙の中から探すのでは、たくさんの中から探す方が大変に思える。特に人名に関しては、若年者が二〇年ほどしか生きていないのに対し、高齢者は平均すれば七五年も生きている。その差は五五年である。その分、学校、仕事での知り合い、近所の人、さらに転勤、転居すれば、そこでも知り合いが増えていく。有名人についても長く生きている分だけたくさん知っているはずである。女優やタレント、政治家などは、時代によって活躍する人が変わる。つまりすでに記憶されている人たちに加え、さらに別の人たちの記憶が積み重なって行く。若年者と高齢者を比較すると、高齢者が知っている人の数は格段に多そうである。知っている人の数が多くなるほど、ある特定の人の名前を探すのが困難になるかもしれない。

他のカテゴリーの単語では、こういうことはなさそうだ。たとえば、知っている動物の数は、年と共に多少、増えるかもしれないが、知人、有名人の場合ほど、増えないだろう。動物や野菜などには流行り廃りが少なく、高齢者の生きてきた七五年間、犬、猫、象、ライオンなどはずっと動物の主流を占めてきたはずである。レッサーパンダ、ワニガメ、ゴマフアザラシ、コアラ、ミーアキャット、エリマキトカゲなどは、どちらかといえば新参の動物だが、毎年新たに登場する有名人、知人の数よりずっと少数であろう。

人名が出にくいことに関しては、姓や名に意味が希薄なことが原因だとする説もある。田中角栄のように、田中は姓、角栄は男性名という意味しかないと、活性化は弱く、名前が出てきにくい。これが「森みどり」のように姓と女性名という以外に森、緑という意味があると、より強く活性化され、名前も出やすいという。残念ながら私には理解しがたい説である。

高齢者は同じことばかり話す？

■昨日のごはん

私は高齢者としては新米の前期高齢者である。この年代から上の人は、毎日、同じような日々を送っている人が多いのではないだろうか。永井荷風は、食べたものを日記に書いていたと記憶している。その真似というわけでもないが、私も何を食べたのかを記録している。特に目的もないから、いわば趣味である。

朝食の後に、その日の朝食と、前日の昼食、夕食を書く。朝食は直後でもあり、何の苦もない。昼食も簡単である。しかし夕食が問題である。山海の珍味を並べるから思い出せないのではない。料理の腕は入門レベルなので、作れるものは限られている。

初夏から十一月初旬までなら、まずは枝豆である。女性誌風に言えば、この季節のマスト・アイテムである。私が住んでいるここ新潟では、枝豆を丼一杯くらい食べる。品種はいろいろある。出始めのころは「○○娘」という名前のものが多い。九月になると茶豆と肴豆が出て、十月の終わり頃から黒豆が並び始めるとシーズンは終わる。味見して一番おいしいのを買う。初めて食べたときは驚いた。香りがあり、東京のものとは天と地ほどにも違う。枝豆にはビールである。となればビールも飲まなければならない。これまたマスト・アイテムである。ビールと枝豆を一気にいく。しばし静寂が支配する。相方は赤ワインで枝豆を食べる。罰当たりな行為ではないだろうか。気に入らないが、黙っている。

さて、ここからが難儀である。枝豆の先が思い出せない。マスト・アイテムは思い出せても、日によって変わるものはなかなか浮かんでこない。作れるものが少ないのにである。ときには家計簿に助けを求める。材料がわかれば思い出せる。家計簿も趣味の類だ。無駄な支出を抑えるため、といった目的が全くないからだ。

新潟に移住した当初は物が安いのに驚いた。卵は一〇個百円しないし、モヤシは十円しない。

野菜も米も安くておいしい。魚も安く、天然物の鯛や平目が千円以下である。最初のころは興奮してしまい、捌く腕もないのに、買わずにはいられなかった。写真まで撮っていた。鮮度は、地産地消だからか、東京とは比べものにならない。もちろんスーパーでの話である。ただ日本海側は天候が不安定で、冬は海が荒れることが多く、夏は禁漁期があるとかで、魚のない日が続くこともある。肉も安い。東京に戻ることがあったら、物価の高さにきっと憤死するだろう。救いがたい貧乏性である。

■初物はインパクトが強い

前日の夕食を思い出せないのは、日々少ないレパートリーの料理を食べ回しているのが一因だろう。前日の夕食がその前の日と際立って違っていれば、もっと簡単に思い出せるはずだ。

春にイトヨという一〇センチ足らずの小魚を売っている。巣を作る魚として有名だ。一生、川に棲んでいる陸封型のものは天然記念物ではなかったか。食べるのはこれの降海型で、春になり川を遡ってくるところを捕るらしい。焼くとおいしいが、骨っぽい。安いお総菜のようだ。（海の）カキは、新潟では夏の食べ物だ。身が厚くて大きい岩ガキを売っている。殻をはずすのは力仕事だが、これもおいしい。ズワイガニはロシア産が年中ある。生きているのを確かめて買う。足がだいたい一、二本欠けている。五百円しないことが多い。国内産は季節限定で、最低でも数千円するが、味はそう変わらない。ロシア産、侮りがたしである。

新潟で、初めて枝豆や天然物の鯛、平目、イトヨ、岩ガキ、ズワイガニなどを食べたときには、前日の夕食のメニューを思い出すのはおそらく容易だったろう。しかし、いかに珍しくて、おいしいものでも、何度も食べていれば印象は薄くなり、想起は困難になるだろう。

齢を重ねるに従い、いろいろなことを経験する。制約の多い学生の時期を過ぎ、就職して経済的に余裕が出れば、いろいろなものを食べる機会が増えるだろう。アルコールも解禁となる。人にもよるだろうが、このころから食べ物の世界が広がり始め、生まれて初めて食べる「初物」に遭遇する機会が増えるのではないだろうか。子どものときとは嗜好も変わり、アワビ、ウニなどの海産物、強烈なホヤ、山菜、日本料理とは全く異なる香辛料を使うエスニック料理、などなどに興味をもつようになるのではないか。真っ白な紙に吸い込まれるインクのように、若いときの初物食いはインパクトが大きそうだ。しかし、初物を食べる機会が増えるにつれ、徐々にインパクトは薄れていくだろう。

食べ物に限らず、初めての出来事はインパクトが強い。若い頃ならなおさらである。さらに、人生における重要な出来事は、インクのシミが少ない若いときに多く起こる。入学、卒業、就職、結婚、子どもの誕生、など。その後、年齢とともに経験を積むと、出来事の印象は薄くなり、記憶には残りにくくなるだろう。インクだらけの紙に新たなシミが付いても、目立たない。

■レミニセンス効果

自分に関する記憶を「自伝的記憶」という。自伝的記憶にはどんな特徴があるのだろう。これを調べるのによく使われるのは、単語を一語ずつ提示し、その手がかり語から連想される事柄と、それが何歳頃に起こったのかを聞く方法である。。手がかり語は、一生を通じて関連のあるものが良い。「試験」とか「結婚」などの単語は、若いときにしか関係がないので不向きである。「音楽」や「読書」「引っ越し」などの単語の方が適切である。「引っ越し」に対しては、最近、新潟に引っ越したとか、いままでに一〇回引っ越して、その時期はいつだった、といったことを調べる。

当然ながら、若年者も（健常な）高齢者も最近の出来事を最も多く思い出す。これを「親近性効果」という。年齢が若い方に遡っていくに従い、親近性効果は消え、想起できることが急激に少なくなる。若年者では一定の値となる。

ところが、である。高齢者においては親近性効果が消えたあと、想起できる出来事の数は一定にはならずに、二〇歳あたりに小さいがピークが現れる。二〇歳頃の出来事を思い出す頻度が、若干だが高くなる。このピークを「レミニセンス・バンプ」reminiscence bumpという。レミニセンスとは回想、バンプとは突起のことである。つまり青年期の出来事が少なからず回想される現象である。教育歴の短い人ではバンプ（ピーク）が若い方にあり、逆に長い人では年齢の高い方にできる。四〇歳ではまだレミニセンス・バンプは出現せず、六〇歳を越えて、やっとバンプがはっきりする。四〇歳でバンプが出来ないのは、親近性効果とレミニセンス・バンプが接近しているため、両者の間にある谷が埋まり、一つのピークになるからと思われる。

この実験結果は、高齢者が昔のことばかり話す、という考えに与《くみ》しない。高齢者といえども、圧倒的に最近の出来事を想起するからである。ただ、レミニセンス・バンプが示唆するように、高齢者は昔のこと、より正確には二〇歳頃の出来事を想起する機会がわずかに多いだけである。高齢者が昔のことばかり話す、という状態からはほど遠い。

■青春の日々こそ栄光の日々—再び

しかし、まだ検討すべきことがある。実験手法である。自伝的記憶に関する別の研究では、被験者にとって重要と思われることを言わせている。そうすると結果は劇的に変わる。きわめて顕著だった親近性効果が消える。そしてレミニセンス・バンプが著しく高くなる。極端な言い方をすれば、高齢者にとっての重要な出来事は二〇歳付近に集中しているのである。

たしかに、人生における重要事である入学、卒業、就職、結婚、子どもの誕生などは、若いときに起こる。その後も重大な出来事は起こるのだろうが、そうそう多くはないし、若いときほどのインパクトはなくなるだろう。重要な出来事をあげさせると、自伝的記憶から親近性効果が消え、レミニセンス・バンプが著しく高くなるのは、こうしたことの反映かもしれない。
しかし、高齢者の人生において重要な位置を占める出来事が二〇歳あたりに集中することと、昔のことばかり話すことの間には、何か関係があるのだろうか。

■昔の名前が出てきます

前述の若年者、高齢者を対象に行った語想起実験では、「政治家」「女優」「ほ乳類」「魚」「野菜」といった意味カテゴリーの人名や単語を一定時間内にできるだけたくさん言ってもらった。興味深かったのは人名の結果である。若年者が時の政治家や女優の名前をあげたのに対して、平均年齢七〇歳超の高齢者は、彼らが若かったときに活躍していたであろう政治家や女優の名前を言う傾向が強かった。高齢者が時の首相や大臣を知らないとは思えないのに、それらの人物の名前が出てくることはまれだった。

この結果は、若いときに得た知識は想起が容易だが、後から得た知識は想起困難なことを示している。社会的な知識についても二〇歳付近で学習した知識がもっとも想起されやすいことがわかっている。

■ありそうなこと

以上に述べた自伝的記憶と人名想起のエイジングに関してわかっていることに基づき、想像を逞しくしてみると、以下のようなことが考えられる。二〇歳頃の記憶は自伝的記憶も、人名も両方とも想起しやすい。しかし、想起すべき内容に制限がある場合、たとえばある単語から連想される出来事に限定して想起しなければいけない場合には、若いときの出来事が、手がかり語と常に連想関係にあるとは限らない。だからレミニセンス・バンプが形成されにくい。単語の連想ではなく、課題を「重要なこと」とか「政治家」を言うという内容に変更すると、若いときに多く起こる重要な出来事や、若いときに学んだことが想起されやすくなる。

一般に、若い頃の出来事で重要なものの数は、そう多くはないと思われる。そうであれば、父親や祖父に来客があって若い頃の話をしたとすると、客にとっては初めて聞く話でも、家族にとっては何度も聞いている内容である可能性は高い。このようなことが背景にあると、ふだんは最近の出来事について話すことの多い高齢者でも、家族からは、同じことばかり話す、と言われるのかもしれない。

認知症、健忘症などの記憶障害がある人は、誰それにあることを話したということの記憶が十分に形成されないから、何度も同じ話をする。他方、健常と思われる知人から、何度も何度も同じ話を聞かされる、ということもよく聞く。健常者で同じ話を何度もする人は、話し好き、ないしいわゆるおしゃべりな人に多そうだ。その人が高齢者であれば、レミニセンス・バンプの出現する時期、つまり青年期の輝かしい出来事を話す確率は高い。おしゃべりな人はたくさんの人と話す。多くの場合、話し手は誰に何を話したかを把握した上で会話を行っているはずだから、同じ話題は避ける。しかし同じ話をたくさんの人に繰り返していれば、誰にどんな話をしたのかがすぐにわからなくなるだろう。その結果、何度も何度も同じ話をすることになるのかもしれない。また、同じ話題であることを誰にも指摘されなければ、ますます誰に何を話したかに留意しなくなるだろう。

高齢になると、喜ばしいことに語彙は増える。しかし、ことばは出にくくなる。人名やものの名前、そして社会的な事柄も若いときに獲得したものはよく出るが、新しくおぼえたものは出にくい傾向がある。しかし最終章にも書いたように、会話中なら想起できない単語があっても、その意味などを相手に言えば助けてくれるだろう。健常高齢者の喚語困難はコミュニケーションを不可能にするほどのものではない。また、高齢者は同じことばかり話すと思われているようだが、同じことばかり話す人は若いときからそうだった可能性がある。これが加齢によって出現する現象なのかは検討を要する。

5

読む力と加齢——黙って読めば不老

文字は二次元のパタンである。文字パタンは、角膜と目のレンズである水晶体の働きにより網膜上に写像される。

カメラでピントを合わせる時は、レンズと撮像素子(フィルム)との距離を変える。レンズの厚さは一定で変化しない。これに対し、ヒトの目はピントの合わせ方が違う。水晶体を引っ張ったり緩めたりしてレンズの厚みの方を変えるのである。外部からの光は角膜を通過するとき大きく屈折し、そのあとさらに水晶体によって屈折が起こり、網膜に達する(図5)。ピント合わせは水晶体で行う。水晶体が厚くなると光は大きく曲り、近くのものに焦点が合う。薄くなると光の屈折は小さくなり、遠くのものに焦点が合う。このようにして網膜上に外界の像をくっきり映し出すことができる。ちなみに、タコの目はカメラ方式で焦点を合わせるとのこと。

視覚の加齢変化

視覚にも加齢変化は起こる。その代表的なものは老眼と白内障であり、ほぼ誰にでも起こる。

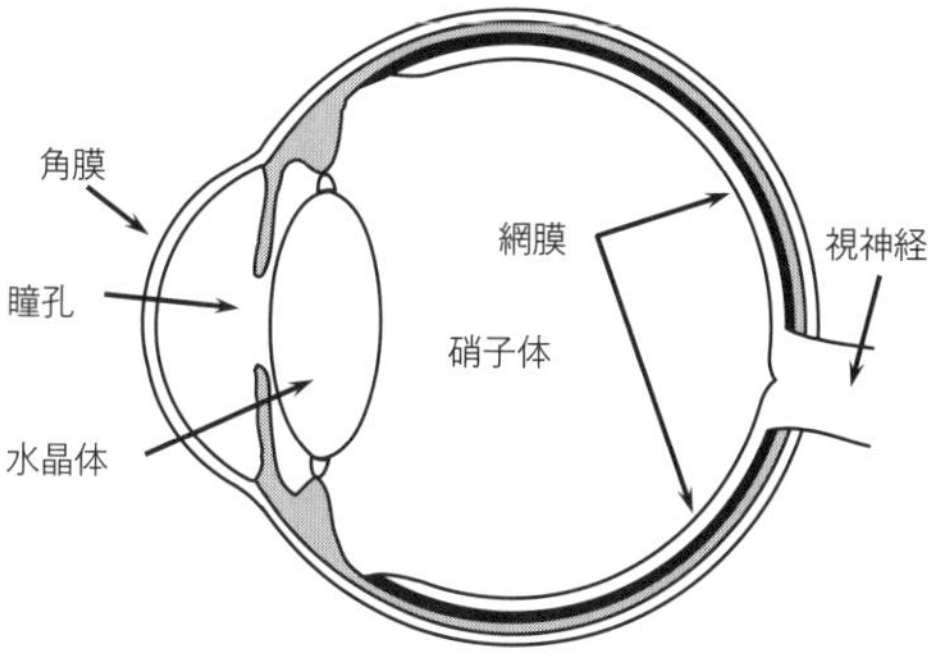

図5．眼の構造

■老眼

水晶体はタンパク質と水でできているが、血管がなく新陳代謝が起こらない。若いときには水晶体は透明で柔軟である。しかし加齢にともない紫外線などによる悪影響が蓄積していくと、水晶体が徐々に硬くなり、透明度も落ちてくる。レンズが硬化すると、厚みを必要なだけ変化させることが困難になり、遠近の調節が困難になる。そのため、近くのものが段々に見えにくくなる。いわゆる老眼（老視）である。老眼は煩わしい。もともと近眼だった人に老眼が加わると、いままで見えていた近くのものにも焦点が合わなくなる。その結果、もともと見えなかった遠くのものだけでなく、近くのものも見づらくなり、非常に不便な思いをする。遠近両用メガネは、像が歪むので多少の慣れが必要だが、初めて掛けたときから遠くも近くも見え、不便な状況は劇的に改善される。この点は装用訓練が必要な補聴器とは異なる。もしヒトの目の焦点調節システムが、タコと同様に、カメラ方式であれば、近眼も老眼も生じなかったかもしれない。

■白内障

水晶体のタンパク質が加齢の影響で変質してくると、柔軟性を失うだけではなく、不透明な黄色ないし褐色の濁りが生じてくる。これが白内障である。白内障が進むと見るものが褐色を帯びて、視力が低下し、ぼんやりとしか見えなくなる。色が不鮮明になり、光を見るとまぶしくなったり、笠をかぶったように見えたりする。ものが二重に見えることもあるという。その他にも青や紫が黒っぽく見える現象も生じる。本人は黒いセーターを買ったつもりなのに、人に指摘されるまで、紫だったことに気づかないというようなことが起こるようだ。中年くらいになると、ほぼ誰もが白内障となるが、生活に支障を来すほど視界がぼやける状態になり、手術が必要になるのは八〇歳以上の人の約半数ほどであるという。

白内障の手術は、以前は大変だったと聞く。濁った水晶体を手術によって取り除き、手術後には視力矯正のために度のきつい重くて分厚いメガネをかけた。今は、水晶体に超音波をあてて乳化させ、それを小さな孔から吸引して取り除き、そのあとにプラスチックのレンズを入れる。プラスチックのレンズは厚みを変えることができないから、焦点距離は一定である。そのためメガネが必要になるが、以前のように重くて分厚いメガネは必要なくなった。

白内障を引き起こす要因としては、太陽光（紫外線）、糖尿病、喫煙、アルコールなどがある。予防法としては、外出するときには、サングラスをかけ、つばのある帽子をかぶって、紫外線を浴びないようにすること、また、禁煙し、アルコールはほどほどにすること、食事に注意し、緑色野菜や果物などの抗酸化作用のある食事を摂ると予防効果がある。これは女性にとっては守るのがそう難しくないかもしれないが、一人住まいの男性には難しそうだ。一人住まいの男性は外食しがちだったり、出来合いのものを買って済ます機会が多いと思われる。そのような食事ではどうしても野菜不足になるだろう。そうならないためには男性もある程度、家事の技能を身に付けておくにこしたことはない。妻に先立たれた男性は統計的に寿命が短いという研究が話題になったことがある。『悪の華』『パリの憂鬱』で有名な、かのボードレールは、破天荒な生活を送っていたが、妻が存命中はそうそう好き勝手にできなかったようだ。妻が他界したとき「女房が死んだ！　これから好きなだけ酒が飲めるゾ」、とバチ当たりなことを言ったらしいが、四〇代半ばで他界している。

高齢になると、その他にも、視野が狭くなる、暗闇に目が慣れるまでの暗順応時間が長くなるなど、いろいろな影響があらわれる。

■視覚野のある後頭葉は萎縮しない

私たちが文字を読むとき、網膜上の文字像は、視細胞の働きによって光信号から電気信号に変換され、この電気信号が視神経を通って脳幹の最上部、視床にある視覚の中継核を介して、大脳最後部の後頭葉にある視覚野に伝わる。視覚野では、線分の傾きや丸み、輪郭などの文字（や物）の形状の特徴が抽出される。

6章で述べるように脳は加齢にともない萎縮するが、どの部位も同じように萎縮していくわけではない。萎縮しやすい部位と萎縮しにくい部位がある。萎縮する部位は研究によって若干異なるが、ほとんどの研究において後頭葉は高齢になっても萎縮しないとされている。

さて、文字を読む力、書く力と加齢の関係について述べる前に、日本語の文字体系の特徴について、少しおさらいしてみよう。

日本語の文字体系

英語などのヨーロッパの言語においては、書きことばにはアルファベットを用いる。アルファベットは、基本的に子音や母音などの小さな音韻単位である音素を表す文字である。そのため、文字の種類が少なくて済む利点がある。英語にはたったの二六文字しかない。大文字小文字を合わせてもその倍である。音素を表す文字の良い点は、少数の文字でたくさんの種類の音声を記述することができることである。その意味では効率の良い文字体系である。もし、日本語が文字としてアルファベットを採用していたら、ア行音は、/a, i, u, e, o/、サ行音は、/sa, si, su, se, so/で、この二段の音声を表すのに母音五文字と、子音を表す文字がわずか一字で済んでしまう。

日本語の仮名文字は母音か、子音＋母音のモーラ（拍）を表す文字である。例外は撥音「ん」、促音「っ」などで、これらは子音を表している。モーラはほとんどの場合、音節に等しく、日本語のリズムの単位ともなっている。俳句などの五七五のリズムは音節ではなくモーラで数える。「古池や」は音節でもモーラでも五単位で違いはない。しかし撥音を含む「りんご」は、音節単位だと/riN・go/と二音節になる。これに対してモーラ単位では/ri・N・go/と三モーラとなる。日本語のモーラは仮名文字で表されるが、ア行音、サ行音のモーラは、「あ、い、う、え、お」「さ、し、す、せ、そ」と、母音五文字のほかにサ行音の各文字を表す五文字が必要で、計一〇文字を必要とする。別の行のモーラを表すにはさらに別の仮名文字が必要となり、文字数はさらに増えて、拗音を含めると一〇〇くらいある。カタカナについても同じ数だけある。

文字数が多くなると、一般には、文字の弁別が難しくなる。

仮名には平仮名とカタカナとがあるが、清音、濁音を表す仮名の読みは原則として一つである。しかし例外もある。助詞の「は、へ」は、/ha, he/ではなく、/wa, e/と読む。母音連続となるときの「い、う」は、少なくとも東京圏で話されているいわゆる標準語では、/i, u/ではなく、/e, o/と読むことがある。たとえば、「しんけい」「おうじ」の母音連続は、/siNkei/、/ouzi/と発音されるのではなく、/siNkee/、/oozi/と発音される。しかしこうした例外は少数であって、多くは読みが一つである。

日本語には、仮名以外にも漢字がある。漢字は複数の読みをもつことが多い。音読みと訓読みである。また、漢字は数が多く、教育漢字が約千字で、これは小学校で習う。常用漢字が約二千字ある。形は、アルファベットや仮名文字よりずっと複雑である。現在の日本語には、複数の読みをもつ中国由来の漢字のほかに、国産の漢字まである。寿司屋の湯飲みでお馴染みの「鰺、鯖」などの国字である。そして日本語のモーラを表す平仮名、カタカナが共存することになった。日本語の文字体系は、複数の文字種が存在する複雑な体系だが、日本語を読み書きする身にしてみれば、仮名があってほんとうに良かったと思う。

読み能力の加齢変化

文字を「読む力」は、高齢になるとどうなるのだろう。むろん高齢になったからといって、字が読めなくなることなどない。むしろ若年者より語彙が豊かだから、漢字などはたくさん知っているはずだ。ここで取り上げるのは、読めるかどうかではなく、単語を音読するのに要する時間が高齢になるとどう変化するのかである。単語を目で見て認知し、その読みである音韻符号を頭の中で探して、音読のための発音運動を準備し、実際に発音し始めるまでに必要とする時間である。やさしければ速く読めるし、難しければ時間がかかるだろう。

■漢字単語の黙読時間と、発音の準備から開始までの時間

まず、漢字二字からなる単語の音読である。実験にはパソコンを使った。単語を音読し始めるまでの時間の測定法は多々あるだろうが、この実験でのやり方はこうである。被験者にはパソコンのディスプレイ画面を見ていてもらう。単語が画面の中央に呈示される。それを被験者にできるだけ速く音読してもらう。被験者の音声はコンピュータに取り込む。そして単語を画面に呈示し始めたときから、被験者が発音を開始し、音声が出るまでの時間を測定する。

被験者は、画面上の単語がどんな漢字からなるかをまず認識し、その漢字単語の読みである音韻符号を引き出す。この段階では、実際に音声は発せられていないので、「黙読」のプロセスということができる。この音韻符号にもとづき、肺、声帯、軟口蓋、舌、唇などの発音器官を動かすための神経プログラムが作られ、実際に発音器官を動かして単語の読みを表す音声波が発せられる。この段階では、実際に音声が発せられるので、「発音の準備と開始」のプロセスといえる。この方法では、単語が画面上に呈示されたら直ちに音読するので、「即時音読」と呼ぶことにする。

もう一種、別のやり方でも測定を行った。この方法では、単語が画面に呈示されても被験者は黙って待機する。単語が約二秒間呈示された後に、丸印が呈示される。これを合図として単語をできるだけ速く音読する。やはり被験者の音声を録音し、発音開始の合図である丸印を呈示してから、音声の始まりまでの時間を測定した。単語が呈示されても、すぐには音読しないので、これを「遅延音読」ということにする。このやり方では、単語を呈示してから発音の合図の丸印が出るまで二秒ほどある。二秒もあれば頭の中で単語の読みは探し終わっているから、黙読のプロセスは終わっていると考えられる。したがって丸印が出てから音声が出るまでの時間は、おおむね「発音の準備と開始」の時間と考えることができる。この二つのやり方で発音し始めるまでの時間を測定した。文字がはっきり見えるように被験者の視力は矯正した。必要ならメガネを装用してもらった。

即時音読においては、「黙読」＋「発音の準備と開始」の時間が測定される。遅延音読においては、「発音の準備と開始」の時間が測定される。両者の差分、つまり「黙読＋発音の準備と開始」から「発音の準備と開始」を差し引けば、「黙読」に要する時間の大体の目安が得られる。

■漢字単語の親密度と、読み一貫性

音読に用いた漢字単語は、漢字二字からなる名詞である。前述の「日本語の語彙特性」という単語データベースを用いて、単語の身近さの程度、つまり親密度と、漢字単語の読みの一貫性が、それぞれ高い単語と、低い単語を用意した。親密度は一～七までの七段階で評価した主観尺度であり、数が大きいほど親密度は高い。ただし、親密度が四以下だと知らない単語の方が多くなる。

読みの一貫性というのは、次のようなことをいう。多くの漢字には読み方が複数ある。「家」は、「いえ、や、うち、け、か、…」などの読み方がある。そこで、日本語の語彙特性を検索し、漢字二字からなる単語をすべてリスト・アップする。たとえば、「議」で始まる単語には、議案、議決、議題、議論、議事、議会、議員…などがあるが、「議」はすべて「ぎ」と読み、読み方が一貫している。つまり一貫性が高い。ところが、「家」で始まる単語には、家柄、家主、家人（けにん、かじん）、家計などがあり、読み方がいろいろで一貫していない。一般に漢字を訓読みする「家柄」「歌声」のような単語は一貫性が低い。

親密度・一貫性の組合せが、高高、高低、低高、低低の単語の例としては、推理、指図、悲嘆、骨身などがある。「推」と「理」は、単独ではそれぞれ「すい」と「り」としか読まず一貫している。一方「骨」には、「ほね」以外に「こつ」という読み方がある。「身」には「しん」と「み」という読み方があり、骨も身も読み方が一貫していない。それだけではない。「骨」を語頭に含む漢字二字熟語では「骨」を「ほね」と読むより、「こつ」と読む漢字二字熟語の方が多い。「身」を語尾に含む漢字二字熟語でも「身」を「み」と読むより、「しん」と読む方が多い。つまり「骨身」のどちらの漢字も読み方としては、一貫していないだけではなく少数派の読み方である。また、「推理」と「骨身」を比べると、「推理」の方が身近に感じられると思う。親密度データベースを検索してみると、やはり「推理」の方が親密度は高い。

被験者は、健康な高齢者と大学生である。高齢者は、六五〜七四歳の前期高齢者と、七五〜八四歳の後期高齢者であった。みな健康で活動的な人たちである。単語の読みには知能、教育歴が影響を与えることがわかっているので、高齢者と大学生の知能、教育歴はマッチさせた。

■高齢になると音読には時間がかかる

まず漢字単語の即時音読の結果であるが、明らかに加齢の影響が見られた。高齢者の方が大学生より、単語を見てから音読を開始するまでの時間が長かった。同じ高齢者でも後期高齢者は、前期高齢者と比べると年齢が平均で八歳しか違わないのに、前期高齢者より発話開始までに時間がかかった。

次に遅延音読の時間、つまり発音の準備と発音の開始までの時間であるが、これにも加齢の影響がみられた。前期高齢者は大学生より遅く、後期高齢者は前期高齢者よりさらに音読開始までの時間が長かった。即時音読に要した時間は、「黙読の時間」と「発音の準備と開始の時間」の両方を含んでいる。一方の遅延音読時間は「発音の準備と開始のための時間」の大体の目安である。そうだとすると即時音読にみられる加齢の影響は、何によるのだろうか？遅延音読時間、すなわち発音の準備と開始に要する時間には加齢の影響があった。これが原因だろうか。それとも黙読にも加齢の影響はあるのだろうか。そこで、即時音読に要した時間から、遅延音読に要した時間を引き、黙読の時間（の目安）を求めてみた。

■黙読は老化せず、知能がものをいう

黙読に要する時間であるが、大学生、前期高齢者、後期高齢者のいずれでも一定であった。

つまり発音しなくてもよい黙読の時間は、前期高齢者も、後期高齢者も大学生と同じであった。漢字単語を黙読している分には加齢の影響は出ないのである。この結果は、高齢者で即時音読が遅くなるのは、黙読ではなく、発音の準備と開始に時間がかかるためであることを示している。一般に、ことばの認知のように表出の必要がなく、受容に限られることには加齢の影響が出にくいが、運動を伴って表出を要する事柄は、年齢の影響を受けやすいという印象を持っていたが、それを裏付ける結果であった。

知能や教育歴は、いろいろなことに影響を与えると言われている。そこで、若年者、高齢者を言語性知能の高低で二群に分けた。注意してほしいのは、知能の高低とは言っても、対象としたのは若年者が大学生、高齢者は健康で大学生と知能が変わらない活動的な人たちである。つまり知能がふつうか、ふつう以上の人たちを言語性知能の高低で2群に分けたのである。それでわかったことは、若年者、高齢者とも言語性知能の高い人は黙読が早いということである。言語性知能は、ふだんの生活においてどれだけ言語に慣れ親しんでいるかを表す指標と考えられる。だから言語性知能の高い人たちは、普段の生活において新聞、雑誌、本などを読む機会が相対的に多い可能性がある。読むことにより慣れているのである。そのため黙読が速いのだと思われる。

遅延音読の時間、つまり発音の準備と開始の速さには、すでに述べたように加齢の影響がみられた。発音という運動を行うと、加齢の影響が出てくる。若年者と高齢者では年齢が五〇歳ほども離れている。加齢の影響が出てもそうは驚かない。しかし前期高齢者と後期高齢者の間でも、遅延音読には加齢の影響があった。両者の年齢差は八歳である。たった八年しか経っていないのに発音が遅くなるとは正直なところ驚きである。高齢前期から後期にかけての年齢においては加齢が加速するのだろう。その一方で遅延音読時間に言語性知能の影響はなかった。発音するものが決まってしまえば、あとは運動だけなので、知能が影響するとは思えない。また一般に新聞・雑誌・本などを読むときは黙読するのがふつうで、音読することはほとんどない。使わない機能に関しては加齢の影響が出ても不思議ではないのかもしれない。

以上の結果をまとめると、漢字単語を黙読するのに加齢の影響は出ない。喜ばしいことである。そして言語性知能は黙読の速さに影響を与える。言語性知能の高い人の方が速い。高齢になっても普段から読むことに馴染んでいれば速く読める。これに対して、声に出す発音運動の方は加齢の影響が顕著であった。前期高齢者と後期高齢者の年齢差は八年しかないのに、後期高齢者ではさらに遅くなり、加齢の影響は残念ながらこの年齢のあたりで加速するようである。また言語性知能は発音運動に影響を与えなかった。

■仮名単語の場合は、音読も黙読も老化する

仮名単語についても同様の検討を加えた。用いたのは、二〜四文字の仮名単語である。仮名単語といってもふつう漢字で書く単語、たとえば「空」「机」「新聞」などを仮名書きした「そら」「つくえ」「しんぶん」などではない。このような仮名書きの擬似単語は、漢字を習う前の子どもなら見ることがあるかもしれないが、大人になるとほとんど見ることがない。見たことのない文字（列）が頭の中に「単語」として登録されているとは考えにくい。そんなこと言ったって、どれも単語だろう、と思う人もいるかもしれない。確かに仮名書き擬似単語は、音に直せば実在する単語だが、文字面だけでいえば非語である。そのため読むのに時間がかかる。実験でも確かめられている。漢字単語と比較するためには、ふだんから仮名で書く単語を用いる必要がある。たとえば「ごみ」「あくび」「のこぎり」「パン」「テレビ」「イギリス」などの単語である。実験にはこのような単語を用いた。

仮名単語の即時音読に要する時間は、漢字単語に比べると、若年者、高齢者とも短い。漢字に比べると仮名文字は視覚的に簡単で、文字知覚が容易と思われる。その上、仮名は漢字のように読み方が複数ある文字とは異なり、文字と音韻の対応関係が一貫している。そのため速く読めると思われる。

仮名語の即時音読は漢字語より速いが、漢字単語の場合と同様に、加齢の影響がみられた。

しかし漢字語の場合とは異なり、仮名語の黙読に要する時間には残念ながら加齢の影響がみられた。前期高齢者と後期高齢者の間にも黙読時間の差があった。口惜しい結果である。

なぜ仮名語の黙読には加齢の影響が現れるのだろう。今のところはっきりわかってはいないが、一つの解釈は以下の通りである。漢字語は文字数が二字であったが、仮名語は文字数が二〜四字であった。仮名はモーラを表す文字なので、仮名語は漢字熟語に比べると、必然的に文字数が多くなる。高齢者では、老眼、白内障のほかにも、視覚に加齢の影響が出る。周辺視力の低下もその一つである。何かを見つめた状態で、凝視している点とその近傍を見ることを中心視というが、漢字単語のように短い単語なら中心視の範囲に収まる可能性が高い。しかし文字数が多くなるにつれ、中心視の外側にも文字が存在するようになる。中心視の外側を見ることを周辺視という。高齢になると視野が狭くなり、周辺を見る能力が低下してくる。仮名単語のように文字数が多くなると、一部の文字が視野の周辺にかかる可能性が高くなる。そうすると単語が読みにくくなり、その結果として黙読が遅くなる可能性がある。

遅延音読の時間、つまり発音の準備と開始に要する時間については、漢字と同様に加齢の影響が顕著であった。漢字単語だろうが、仮名単語だろうが、黙読が終わってしまえば、あとは発音の準備と開始を行うだけなので、漢字語と仮名語で結果が違うことはありえない。

■漢字語の親密度・一貫性は黙読に影響

最後に、漢字単語の親密度・一貫性が読みにどのような影響を与えるのかを述べておこう。当然、予想されるように、親密度や一貫性は、発音には影響を与えない。ところが、黙読には影響を与え、一貫性の高い単語ほど速く黙読できる。

まず親密度だが、若年者、高齢者とも、親密度の高い身近な単語は、親密度の低い単語より速く黙読できる。身近な単語というのは、ビールやご飯などのように日常生活に密接に結びついている単語とか、過去の大事な思い出や、頭を離れない事柄に関係する単語などである。そうした単語は頭の中で活性化しているから、滅多に思い出さない錆の浮き始めた事柄に関する単語より、黙読しやすいと思われる。

また若年者、高齢者とも言語性知能の高低にかかわらず、親密度効果を示していたが、言語性知能が相対的に低い人たちの方が親密度効果は大きかった。言語性知能の相対的に高い人たちは、ことばに接する機会が多いので、読む機会が多く、漢字語に接する機会も多いと思われる。一方、言語性知能の相対的に低い人たちは、読む機会が少ないであろうから、漢字語に接する機会も少ないはずである。そうだとすると言語性知能が相対的に高い人にとっては、漢字語全般がより身近であるため、親密度によるメリハリがなくなると思われる。しかし言語性知能が相対的に低いと、漢字語がそれほど身近ではないだろう。特に親密度が低いものは接する機会が少ないから、黙読するのに時間がかかると思われる。漢字語の黙読において、言語性知能の高低により、親密度効果の出方が異なるのは、このような背景があるからと思われる。

漢字単語の読み一貫性も、黙読の時間に影響を与える。一貫性の低い単語、つまり複数の読みをもつ漢字からなる「骨身」のような単語の黙読は、一貫した読みをもつ漢字からなる「推理」などの単語より時間がかかる。漢字は意味をもつ。そのため、漢字を見れば意味が思い浮かぶ。表意文字と言われるゆえんである。しかし意味とは直接関係ない、一貫性のような漢字の読み方の特徴が黙読時間に影響を与えるのはなぜであろう。

漢字は形態素文字であるが、意味を持ち、読み（音韻）をも表す。一貫した読みをもつ漢字には、違う読みをもつ「敵」がいなかったり、少なかったりする。たとえば、「推理」は「すい」と「り」以外の読みをもつ敵がいない。だからそれらの読みに接する機会が多いだけではなく、敵がいないので、それらの読みの学習を邪魔するものがいない。その結果として容易に読みを獲得できる。だから速く読めるようになる。しかし、「骨身」の「骨」「身」には、「ほね」「み」以外の読み「こつ」「しん」があり、これらの読み方の単語（「骨格」「骨粉」「骨肉」など／「出身」「独身」「全身」など）の方が数が多い。だから「骨」は、「こつ」と読む機会が多くなり、「身」は「しん」と読む機会が多い。そのためこれらの読み方の方が学習が速い。一方、「骨身」を「ほね」「み」と読むことを学習するときには、速く学習される多数派の敵の読み「こつ」

と「しん」が、「ほね」「み」と読むことを邪魔する。このため一貫性の低い漢字からなる単語の読みの学習は一般に難しく、学習後も多数派を抑えて読まなければならないので時間がかかる。漢字は表意文字とよく言われて、意味の側面が注目されがちだが、意味ではなく複数の読みを持つという漢字の特殊性が読みに影響を与えている。

言語性知能は一貫性にどのような影響を与えるであろう。言語性知能が相対的に高いと、一貫性効果が大きくなることがわかった。一貫性の値は紙の辞書中の単語数にもとづき計算される。言語性知能の高い人は単語や漢字をたくさん知っているから、頭の中の辞書は紙の辞書と似た特性をもつだろう。その結果、はっきりした一貫性が出現すると考えられる。しかし高齢になっても一貫性効果が拡大／縮小することはなく、若年者と変わらなかった。

書く能力の加齢変化

英語圏の研究によると、高齢者では綴りにも誤りが増えてくるという。パソコンの画面に綴りを呈示し、その綴りが正しいか否か判断させたときには、年齢による成績の差はない。すなわち受容面では年齢の影響はない。しかし実際に綴らせてみると、加齢の影響が出現する。誤りには頻度効果がある。頻度の高い単語ほど誤りが少ない。よく見る単語ほど正しく綴ることができるというわけである。綴りの誤りは、高頻度語も低頻度語も若年者より多い。誤り方にはある特徴がある。単語の綴りの一部を同じ読み方をする綴りに誤る傾向があるという。たとえばcalendarをcalenderと誤るらしい。ただし読み方が異なる綴りに間違うことがないかというと、そのような誤りもあるという。

日本人の高齢者では綴りはどうなるのだろうか。そのような研究については現在のところ寡聞にして知らないので、自分の例を書いておく。おそらく平仮名、カタカナの文字を書けなくなることはないと思っている。私は、ほとんどの場合、ワープロのローマ字変換を使って文を書くが、拗音のあとに促音が続くとき、どこに小さな「っ」を入れるのかをときに迷う。「若干、ひょっとして」のような場合である。手で書くときに「っ」の位置を誤って書いた記憶はないから、ワープロに特有の現象かもしれない。ただし文を手書きする機会はきわめて少ない。

私は、三〇年以上、ワープロを使っていて、手で文字を書いたことはほとんどない。たまに書くのは、自分の名前、生年月日、年齢、住所くらいのものである。これでは読む方はまだしも、書く方はだめになる。実際、漢字は書けなくなる。もともと読めるが書けない漢字というのはたくさんある。ワープロを使っているぶんには、読みがわかっていれば、大抵の漢字は出てくる。先述の薔薇、饂飩、蕎麦や、蝙蝠、蟋蟀、栄螺などの単語である。こういう単語は読めても、ほとんど書くことができない。私を含め、ほとんどの人は人生において一度も書いたことがないはずだから、書けなくて当然である。また書けなくても恥ずかしいとは思わない。しかしこういう特殊な漢字だけが書けなくなるのではなくて、もっとふつうの漢字が書けなくなる。私はかって授業をしていたことがある。授業ではパワー・ポイントを使っていたが、専門用語を書き忘れていることがあって、そういうときには板書する。そのときに書けないことがあった。適切な例が浮かんでこないが、特殊な漢字ではない。いわば漢字の「ど忘れ」である。これは恥ずかしい。いまは慣れてしまったが。

私が手で字を書いていたのは、小学校からだとすると、手書きの期間は三〇年近い。しかし今の学生は遅くとも二〇歳前後からワープロを使っているはずだから、字を手で書いていた期間は大学生で一五年ほどと私の半分ほどだろう。となると、いまの若年者は漢字を書くことがもっと早くから困難になるかもしれない。

漢字を書く能力の低下に関しては、加齢の影響だけではなく、手で字を書かなくなっていること、そして教えられる漢字数が減り、読み書きに使う漢字数が減ってきているというコーホート効果が混在していると思われる。私は原稿を何度も手直ししながら書く。この世にまだワープロというものが普及していなくて、字を手書きしていたときには、原稿書きは原稿用紙の切り貼りや書き直しを何度も繰り返す大変な肉体労働だった。ワープロの登場により、原稿書きは肉体的には劇的に楽になった。しかしその代償として漢字が書けなくなってしまった。

加齢の影響を防ぐ

黙読だけなら、漢字単語の読みには加齢の影響がなかったが、仮名単語の読みにはあった。一方、音読には加齢の影響があった。最近、老化防止に役立つという触れ込みで、計算や漢字単語のドリルのようなものが流行っている。脳をまったく使わないより、使った方が良いのは確かだろう。

黙読と音読を比べると、音読の方がたくさんのことをする。黙読に関与する脳領域に加え、発音にかかわる領域も活性化する。音声の生成に関与するのは左の前頭葉下部や側頭葉~頭頂葉、そして発音運動を司る左右の運動野、基底核、小脳など多くの部位が関与する。何かあることを実行するには脳のネットワーク、つまり脳のいろいろな領域の協働作業がかかわってくる。漢字単語の読み書きや計算は、それらに関与するネットワークを使う。その結果、ネットワークに流れる血流量が増える。そしてそれらのドリルの余録として、脳のほかのところへの血流も多少は増えるかもしれない。認知症例の脳に出現する老人斑や梗塞巣は、血流が少ないと思われる脳血管の末端領域に出現する傾向がある。血流が増加すれば、末端の細い血管にも血が流れるだろう。血の巡りが良くなれば、老人斑や梗塞巣ができにくくなる可能性はある。

漢字単語の音読や計算がどの程度、脳機能を改善・維持するのに効果的であるのか、あるいは随筆、小説、雑誌を読むのでも良いのか、それとも体を動かすエクササイズなども効果的なのかについては、9章に答えの一部を記した。

Ⅲ　脳と身体のエイジング

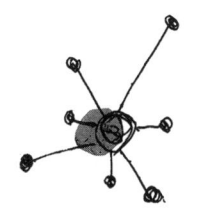

6 身体も脳も変わっていく

見かけの加齢変化

人のだいたいの年齢は、遠くから見ていても推測できることが多い。高齢者か若年者かくらいは簡単にわかる。前かがみで、お尻が前に出ていて、膝が曲がり気味の姿勢は、高齢者に典型的なものである。下腹部が出ていて、足はやや開き気味である。

近くで見れば、違いはさらに歴然とする。自分の顔を鏡で観察すると、頬骨の直下あたりは凹み気味なのに、下方に行くに従い福々しい。豊頬というのか垂れ頬である。「豊頬」は「とよほほ」と読んで頂きたい。「ほうきょう」という本来の読みは美人の形容に使うのだとか。目の下も垂れ、恒久的なシワが顔や首のみならず、手などにも深く刻まれている。老人斑が手や顔に浮き出ている。額は拡大し、白髪が、特にこめかみからもみ上げにかけて多くなっている。抜いてどうにかなる水準はとうに過ぎた。幸い、頭髪は見てわかるほどには薄くなっていないが、時間の問題であろう。

また、下腹部は力なくポッコリと膨らんで、さながら鱈かアンコウの腹のようだ。右側を下にして横たわれば腹部は右側にだらしなく垂れ下がり、左側を下にすれば左側に垂れ下がる。足、特に太ももが細くなって、ふくよかさがなくなっている。スネの弁慶の泣き所は骨が鋭角にとがり、その上を薄く皮膚が覆っている。ぶつけたときにはクッションなしで直接衝撃が骨にきそうだ。もともとダビデの像からはほど遠い存在ではあったが、いまでは若かりし日とは別生物だ。

こうした変化が、カフカの「変身」のグレゴール・ザムザのように、ある朝、目覚めたら、少年だか青年の姿から、突然、いまの姿に変わっていたら、たとえ男性でもショックはどれほど大きいだろう。幸いなことに徐々に変化していくから、自分ではすでに見慣れていて、ときには美すら見いだしたりする。心の中ではとうに折り合いがついている。

■身長は低くなる

高齢者は、若い人に比べると一般に背が低い。加齢の影響だろうか？　注意しなくてはならないのは、ある時点で高齢者と若年者の身長を比較するような「横断的」なやり方では、身長の加齢変化を知ることはできない。わが国は、第二次世界大戦の敗戦後、経済が高度成長し、食生活や医療・教育水準などが急激に向上した。それに伴い、体が大きくなってきている。子どもは親より背が高いのがふつうである。私の身長は大学生のころ一七二㌢《チセン》だった。高校、大学のころは、身長順に並ぶと後ろから数えて数人目か、場合によっては一番後ろであった。ところが一七二㌢《チセン》というのは、いまや高校生や大学生の男子の平均身長くらいではないだろうか。言うまでもないことだが、これは加齢の影響ではなく、先に述べたコーホート効果である。加齢の影響を知るには同一の人の身長がどう変化するのかを調べなければならない。

父親や母親が高齢になってきたときに、小さくなったなあ、と感じたことのある人は多いのではないだろうか。一般に、中年のときには太目だった人も、高齢になるにしたがい、細くなっていく。同じ身長でも太目の人と細目の人では、細目の人の方が背が小さく見える。これも小さくなったと感じさせる要因ではあるが、身長も縮んでいるのである。両親に時々しか会う機会がない場合には、そうした印象は一層、強くなるだろう。

私自身も、最近、背が低くなったと感じる。いまはおそらく一七〇㌢《チセン》ほどに縮んでいると思う。これからどれほど縮むのだろうか。高齢者の身長の変化を個人別に長年にわたって追跡した東京都老人総合研究所（当時）のデータによると、七〇歳から八五歳の間に、男性では二・

三パーセント、女性で三・九パーセント背が低くなるという。また、身長の低下率は、七〇−七五歳のときの方が、八〇−八五歳のときより大きいという。身長は実際には、四〇歳あたりから低くなるらしい。仮に私の現在の身長が七〇歳まで縮むことなく一七〇センチのままだったとすると、八五歳のときにはそれから二・三パーセント小さくなるから、一六六センチになる。だとすると私の身長は、学生のときの最高値一七二センチから、八五歳で一六六センチと、実に六センチも低くなることになる。しかしこの値には七〇歳までの身長短縮分が考慮されていないから、実際には六センチ以上、背が低くなることになる。女性はもっと小さくなる。七〇歳のときに一六〇センチの女性なら、八五歳では六センチ以上縮み、一五四センチ以下となる。身長の減少はこのように大きい。

背が低くなるのは、背筋の萎縮や、椎骨と椎間板の加齢変化が原因らしい。だから足の長さより座高の低下の方が大きい。また、女性の方が身長の低下が大きいのは、閉経後、女性ホルモンが減少し、骨粗鬆症の影響が現れるためである。

■脂肪、筋肉、骨が痩せ、運動能力が低下する

東京都老人総合研究所（当時）の研究によれば、体重は、脂肪の増加などにより三〇−四〇歳でピークを迎えるという。男性では腹部に脂肪がたまるが、女性では少ない。さらに高齢になるにしたがい、体重は平均的には減少していく。石川啄木に「たはむれに母を背負いてその

あまり軽きに泣きて三歩あゆまず」という有名な歌がある。加齢による体重の減少はゆるやかであるが、高齢者の体重が急に減少したら、要注意と言われている。体重の減少は、水分、筋肉、骨などの減少による。骨量の減少は、女性の方が大きく、体重の減少も女性の方が大きい。

高齢になり、お腹がポッコリと膨らむのは、腹部の脂肪が増えることに無関係ではないが、腹部の筋肉が弱くなるためだという。つまり内臓を支えきれなくなるからだ。

筋肉は三〇パーセントも減少するらしい。筋肉には赤筋と白筋がある。赤筋には毛細血管が多く赤みがかっている。毛細血管が多いということは、赤筋が酸素を必要とするということである。脂肪を酸素により燃焼させてエネルギー源とする。赤筋は細く、主にゆっくりした持続的な運動に関与する。一方の白筋には毛細血管が少なく白っぽい。こちらのエネルギー源はグリコーゲンという糖で、酸素の消費量は少ない。白筋は太目で、短時間に大きな力を出す。赤筋と白筋の比率は、遺伝的に大体決まっているという。陸上の長距離走者は赤筋の比率が多い。これに対して短距離走者や野球のホームラン・バッターなどでは白筋が多いという。高齢になると持続的な運動に関与する赤筋より、瞬発力を生み出す白筋の方がより減少するという。

運動能力は加齢により低下していく。高齢者の運動能力年齢を知るには、つぎの要素的運動能力、つまり①筋力、②バランス能力、③持久力、④柔軟性、⑤全身協調性（歩行能力）を測るが、高齢者ではこれら①〜⑤に相関関係がある。たとえば筋力が弱ければ、その他の運動能力も低下しているという。高齢者の基本的運動能力を表わす指標としては⑤の歩行能力が推奨されている。具体的には「五メートル歩行」が良いとのこと。一〇メートルを全力で歩いてもらい、そのうちの五メートルを歩く時間を計れば、高齢者の運動能力年齢が推定できるという。ここからは推測だが、歩行にはすべての要素的運動能力が関係する。その中のどの要素が低下しても歩行能力は影響を受ける。筋力が低下したら、歩行に影響が出る。バランス能力が低下しても、歩行はむずかしくなる。持久力がなければ、五メートルを全力で一気に歩くことはできない。一般に、若いときにはどの要素的運動能力にも十分な余力がある。しかし高齢になるにしたがい、どの要素的運動能力も低下していく。そうすると、歩く速さも相応に遅くなっていくものと思われる。

歯の数も減少する

歯の数も少なくなる。八〇歳で自分の歯を二〇本残そうという「八〇二〇」という標語がある。一九九九年の厚生省の調査結果をみると、四〇歳を過ぎると、歯の数は減少し始める。残っている歯の大体の数は、四〇-四四歳で二六本、五〇-五四歳で二四本、六〇-六四歳で二〇本、七〇-七四歳で一三本、八〇-八四歳で九本くらいである。一〇年で四・七本くらいの率で減少していく。自分の歯が二〇本以上残っている人の割合は、六〇-六四歳では六五パーセント、七

○－七四歳で三一《パーセント》、八○－八四歳では一三《パーセント》である。

この調査からは、八○歳のときに二○本の歯が残っているというのは、かなり大変なことにみえる。しかしこの調査が行われた六年前の一九九三年の調査結果に比べると、八○－八四歳の人で歯は二本以上増えているから、今後、残っている歯の数はさらに増えていくだろう。寿命が長くなっていること、また健康に対する関心の高まりが影響していると思われる。若い世代の人ほど、食後の歯磨きが定着しているようだ。歯は容貌に密接に関係するから、歯に気を使う人は増えていくと思われる。八○歳で二○本の歯が残っている人は、今後増えていくだろう。

歯は食感や味に密接に関係している。もちろん食べ物を咀嚼し、細かくする機能をもつから、消化にも重大な影響があるので、できるだけたくさんの歯がある方が望ましい。歯はきちんと管理すれば抜かなくて済む。

■歯は脳に影響する

歯や歯茎に関与する脳の領域はかなり大きいらしい。大脳の頭頂葉の前部には感覚野と呼ばれる領域があり、そこに手や足、皮膚などから感覚情報が送られてくる。歯・歯茎や顎からの感覚情報もそこに伝わる。虫歯などで歯が抜け、歯の神経が死んでしまうと、その歯からは信号が行かなくなる。そうなると使われなくなった脳の領域が萎縮し始める。またその領域の神経細胞は他の領域の神経細胞にもつながっているから、芋づる式に影響を与え、結果として広い範囲の萎縮を引き起こしかねない。あまりに歯の損失が著しいと、脳の機能にも影響が及び、老化やぼけを早める可能性がある。実際に、認知症のある人は歯の数が少なく、また残っている歯の数が少ない人は記憶を司る海馬の容積が小さい傾向のあることが報告されている。

一時、私の研究室に歯科医が在籍していたことがある。彼は脳の働きに興味をもつ珍しい歯科医で、歯科関連のトピックを知る機会がほとんどなかった私は、興味深い話を多々聞いた。この歯科医は歯の数と脳の萎縮の程度を、コンピュータ・ソフトウェアを用いて定量的に測定し、また歯の数と知能との関係などを調べる予定であった。残念ながら道半ばで米国に留学することになってしまった。

何はともあれ、多くの高齢者にとって、食べることは一日のなかの一大イベントであろう。少なくとも私には、犬における散歩のごときものであり、大きな関心事である。可能な限り自分の歯で食べ続けたいと願っている。そうすることで脳の萎縮を遅くできるなら、そんなに結構なことはない。食べ過ぎていては元も子もないだろうが。

さて、脳は加齢にともない神経細胞の数が減少し、萎縮するとの記述はよく見る。実際はどうなのだろう。

脳は縮んでいく――増加、激減、漸増、漸減…

脳の重さは、生まれてから二歳くらいまでの間は、急増する。神経細胞が増えるからである。この最初の二年間は、脳における神経細胞のネットワークの基礎ができる時期とされるが、神経細胞は必要以上に増加してしまうらしい。ネットワークの配線ができてしまうと、不必要な細胞は死滅する。そのため脳の重量はこの時期、急激に減少する。ふつう誰もが生まれてから二、三歳までの記憶がないと言われているが、この大量の神経細胞の死が関係しているとする説がある。

この時期をすぎると、脳の重さは徐々に増え始め、二〇歳あたりでピークとなる。これは神経細胞が増えるからではなく、神経細胞のネットワークや、神経細胞の活動を助ける細胞、血管などが充実してくることによる。そこを過ぎると、脳の重さは徐々に減少し始める。神経細胞が徐々に減り始めるからである。一日に死ぬとされる神経細胞数は、膨大な数である。毎日たくさんの神経細胞が死んでしまうなら、あっという間に頭の中ががらん洞になってしまいそうだが、もともとの脳の神経細胞の数は一四〇億個と天文学的に大きいので、そう簡単にはがらん洞にならない。また最近の研究によると、脳細胞は以前に言われていたほど多くは減少しないらしい。朗報である。

アルコールの摂取も、神経細胞を死滅させるそうだ。かつて勤め先の送別パーティでビールを飲んでいたときのことである。移ってきて間もない生物学系の研究者が、ビールを一口飲んだだけで、そのあとはまったく飲まないでいる。なぜ飲まないのか、このあとも仕事を続けるのか、と聞いてみた。勤務先での送別パーティは、一、二階でつながった隣の建物にあるレストランだか食堂で行われることが多かった。歩いて二、三分しかかからないので、最初だけ顔を出したあと、研究室に戻って仕事を続ける人が少なくなかった。私の問いに対して、その研究者は、グラスをかざしながら、「ビールを一杯飲むと、○○個の神経細胞が死ぬんですよ」と言った。数は忘れてしまったが、膨大な数であった。「そうか、研究者たるもの、そこまで考えて日々を送っているのか」と感心した。野球選手における走り込みや素振り、あるいは女優におけるダイエットやお肌の手入れ、のようなものかもしれない。しかし考えてみれば私も一応、研究職についていた。それなのに、神経細胞をアルコール漬けにすれば不老不死！　などと根拠のないことを言って、日々、節操なくビールを飲み続けていた。己の情けなさに比べると、なんという理知的、建設的、前向きな態度であろう。どう反応すべきか、このままビールを飲み続けていいものか、一瞬だけだが迷った。

おそらく、他にも喫煙など、脳の神経細胞を減少させる要因は多々あると思われる。しかし、酒や煙草をたしなまなくても、残念ながら脳細胞は加齢により減少していく。が、幸いなことに神経細胞の数が減っても、残った細胞のネットワークが密になるので、そう心配はいらないらしい。

脳の神経細胞の数が減少すれば、神経細胞を支える細胞や血管なども不要になる。そうすると脳の容積が小さくなり、萎縮する。脳が加齢によってどう萎縮するのかに関する研究は、従来、解剖学的に行われていた。さまざまな年代の健常者の脳の容積を測定し、それにより脳のどこが萎縮するのかを調べる。これは大変な仕事であるが、脳はやはり加齢にともない萎縮するというのが共通の結論である。萎縮の大きい部位は、前頭葉、頭頂葉であり、側頭葉も萎縮する。その一方で、後頭葉は萎縮が少ないとする研究が多い。

近年になり、生きた人の脳の形態を観察することができるCT（Computer Tomography）やMRI（Magnetic Resonance Imaging）などの機器が登場し、広く用いられるようになった。また、それらの装置から得られた体の断面画像をコンピュータで解析するソフトウェアが最近になって登場し、そうした手法による研究も登場し始めている。ここでは、それらの研究について述べるが、その前に脳の構造について簡単に述べておこう。

脳の構造

図6に示すように、脳を木に見立てると、幹にあたる脳幹と、葉っぱにあたる大脳とがある。脳幹は、下の方から脊髄、延髄、橋、中脳、間脳からなる。脳幹の上には、大脳がある。大脳は左右の大脳半球からなる。図6は、その左側を外側からみた図である。簡単に左半球ともいう。図6の左が頭の前、右が後である。左半球と右半球は形態的にはよく似ているが、細かいところには違いがある。左右大脳半球の対応する部位は、必ずしも同じ機能をもつわけではない。聴覚、視覚、触覚…、などの感覚や、体を動かすための運動を司る領域は、左右半球の対応する位置にある。しかし、それら以外の領域は、位置が対応していても異なる機能をもつことが多い。左半球は言語や論理的な思考などを司る。右半球は視空間情報などの非言語的な情報の処理を司る。左右の大脳半球にはそれぞれ二つの大きな溝がある。シルビウス裂《れつ》と中心溝《こう》である。中心溝は脳の頂から垂直方向に下る大

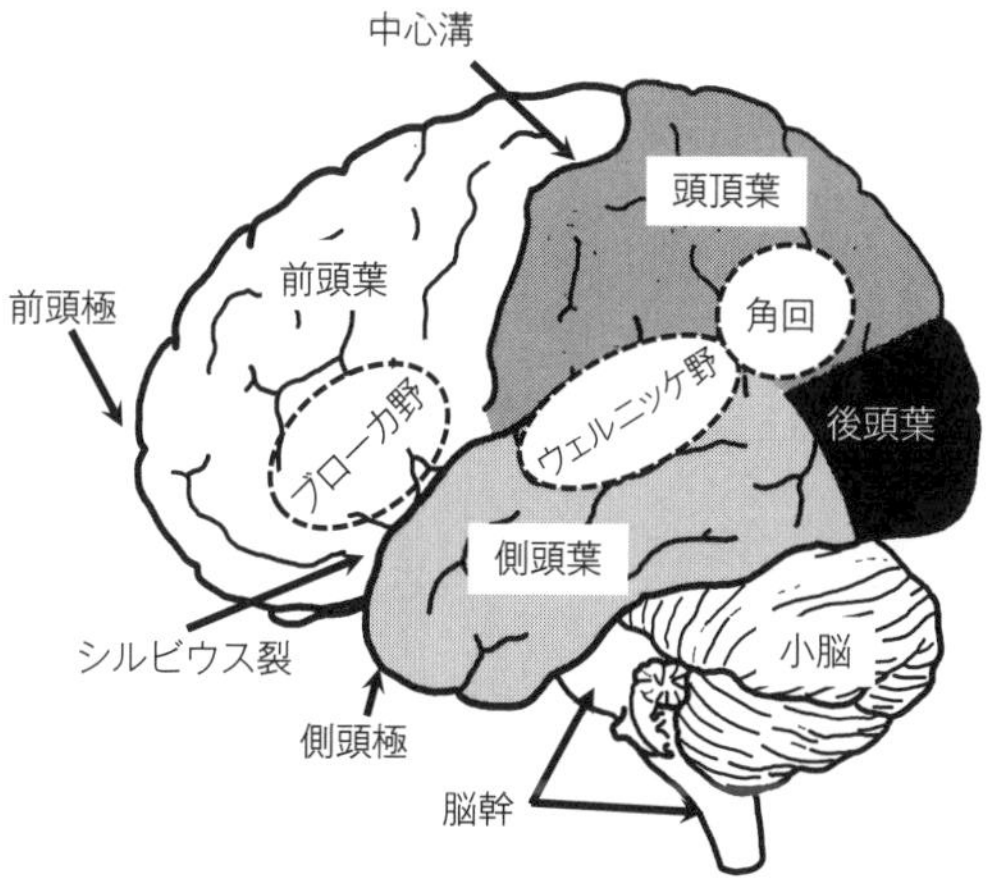

図6. 左大脳半球を外側から見た各部の名前と脳幹

きな溝である。シルビウス裂は脳の前寄りから水平方向に走る溝である。中心溝より前方にあり、シルビウス裂の上方にあるのが前頭葉である。シルビウス裂の下方にあるのが側頭葉で、頭の側面にある。中心溝の後ろにあって、シルビウス裂の上方にあるのが頭頂葉である。後頭葉は頭の後ろの部分である。後頭葉と頭頂葉との境目、および後頭葉と側頭葉との境目には、シルビウス裂や中心溝のような明確な境界はなく、やや人為的な境界である。

■話しことばの中枢

一九世紀のフランスの神経科医、ポール・ブローカは、発話が非流暢で、「タン」としか発話しない患者を見出した。その患者は、左前頭葉の下縁の後寄りにある領域が梗塞により損傷されていた。「葉」の一部分を「野《や》」「領域」「領」などと呼ぶ。ブローカは、この部位が発話の中枢であると考えた。この領域は、彼の名を冠してブローカ野と呼ばれる。

その後、ドイツの神経科医、カール・ウェルニッケは、発話は流暢だが、ことばの理解が困難な患者を見出した。その患者の脳を調べたところ、左半球の側頭葉上部の後寄りが損傷されていることが判明し、この部位がことばの理解に関与しているとした。この部位は彼の名前からウェルニッケ野と呼ばれている。ブローカ野とウェルニッケ野をそれぞれ前言語野、後言語野と呼ぶことがあり、また両者をまとめて言語野ということがある。

ウェルニッケは、さらに、聞いたことばをそのまま復唱するときには、ウェルニッケ野の情報を、発話中枢のブローカ野に送らなければならないと考えた。そのためには、ウェルニッケ野とブローカ野をつなぐ神経繊維があるはずだとした。後に、両者をつなぐ神経繊維の束が損傷されると伝導失語症が生じることが示された。伝導失語では、理解は良く、発話も流暢だが、聞いたことばや文をそのまま復唱することができない。たとえば/riNgo/ということばを聞いて、犬、山、リンゴ、椅子、などの絵の中からリンゴの絵を選ぶことはできる。またリンゴということばを発話するときには淀みなく流暢に発音できる。それなのに耳で聞いたことば/riNgo/を復唱することができない。音の似た別のことばに間違えたりする。「にまごり、にまり、にんり、りまほ、りんほ、…」などのように、何回か自己修正を繰り返すうちに、徐々に似た音の列になって行き、最終的に正しく「りんご」と言えたりする。健常な人には特に努力することもなく簡単にできる復唱も、複雑なプロセスなのである。

聞いたことばを復唱するときには、脳内でどのような情報の処理がなされるのであろう。耳は音の感覚器官である。すでに述べたように音波である音声信号は耳で受容され、そこで電気信号（神経インパルス）に変換される。神経インパルスは、脳幹を伝わって大脳に至るが、単に伝わるだけではなく、その間に音声の音響特徴の分析が行われる。聴覚、視覚、触覚などの感覚情報が最初に伝わる大脳の部位を感覚野という。聴覚の感覚野を聴覚野、視覚の感覚野を視覚野という。

聴覚野は両側の大脳半球の側頭葉上面にある。医学の世界では漢字をふつうではない読み方をすることが多い。たとえば「両側」は「りょうがわ」ではなく、「りょうそく」と読む。もちろんこの場合は「りょうがわ」でもかまわない。前述のように側頭葉の上部はシルビウス裂により区切られている。聴覚野は左右半球のシルビウス裂の内側に隠れている。ウェルニッケ野は左大脳半球の側頭葉の上部後方にあり、聴覚野の外側にある。

一般に体の右側の感覚情報は、左半球に伝わり、左側の情報は右半球に伝わる。聴覚も例外ではなく、右耳に入った音の情報は左半球の聴覚野に、左耳に入った音情報は右半球の聴覚野に伝わる。ただし聴覚の場合は左右の耳の情報がかなり混じり合う。

言語情報の処理は主として左半球で行われるので、左耳に入った音声情報は右聴覚野に伝わったあと、左右の大脳半球の情報交換を行う脳梁《りょう》と呼ばれる神経繊維の束を介して、左半球のウェルニッケ野に伝達される。ウェルニッケ野では、音声符号の解読が行われる。復唱するには、解読された情報をブローカ野に送り、発話するための準備が行われる。実際に発話運動を司るのは、ブローカ野の後ろにある運動野であり、基底核、小脳などと協調して、肺、声帯、舌、唇などの調音（発音）器官の運動制御に必要な運動指令が脳幹を介して送られる。

近年になり、PETやfMRI(functional MRI)、MEG(MagnetoEncephaloGraphy)などの装置

が登場し、あることを行っているときの脳の活動を非侵襲的に観察することが可能になった。非侵襲的とは、体を傷つけることなく、といった意味である。なかでもfMRIは、取り扱いが比較的容易で、医学のみならず、心理学、認知科学などの分野の研究者が多数参入し、脳に関する知識が急速に深まりつつある。最近の知見によれば、ブローカ野、ウェルニッケ野、などの機能は、必ずしも古典論で言われていたようなものではないようである。たとえばブローカ野は、発話運動のプログラミングを担う、という説を支持しない研究が増えてきている。

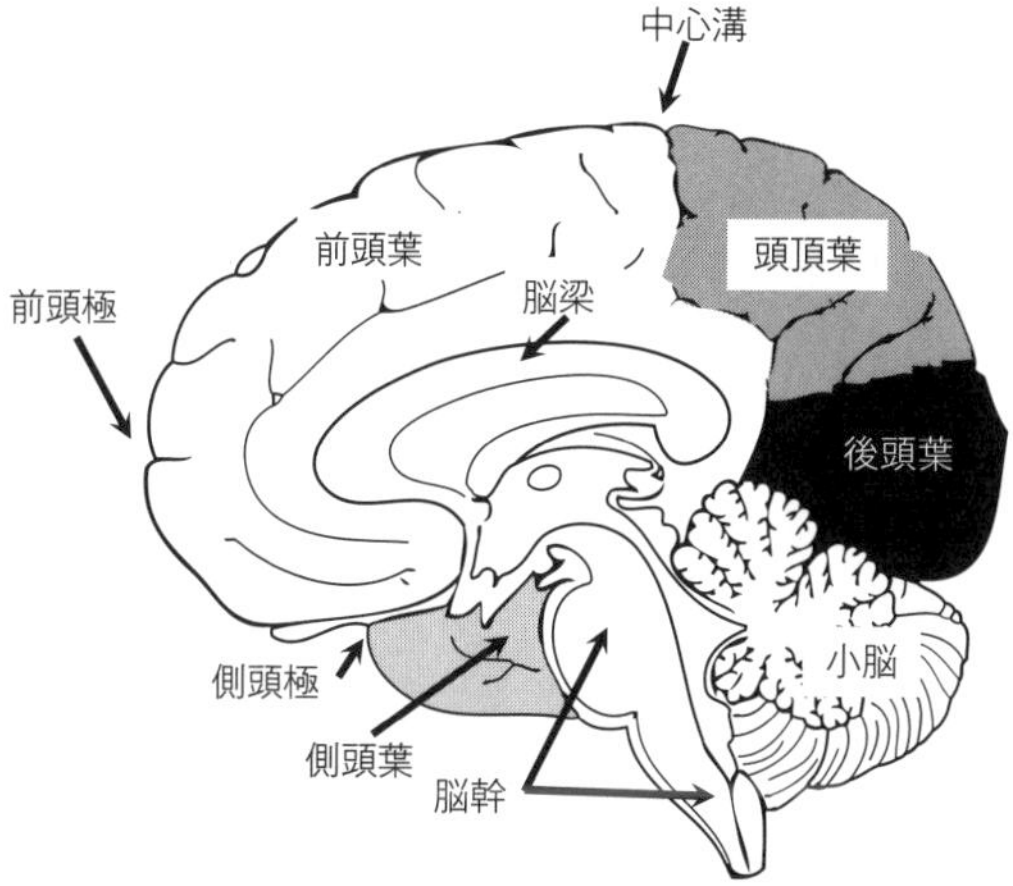

図7. 右大脳半球の内側面各部の名称と脳幹

前頭葉の一番前の部分を前頭極という。前頭極を含む前頭葉の前寄りの領域の機能はよくわかっていないが、物事を決定したり、自発的な行動、感情の制御などに関与するといわれている。また左前頭葉下部のブローカ野の前寄りの部位は、発話の自発性や、ことばの意味の検索に関与している。この領域が損傷されると寡黙になる。発音機能に障害はなく、復唱や音読はすらすらできる。

■文字言語の中枢――日本語は特殊?

言語には、音声言語のほかに、文字言語がある。文字は光刺激として目に入る。網膜は光刺激を電気信号に変換し、それが脳幹経由で左右の視覚野に伝わる。視覚野は後頭葉の後部にあるが、目からの情報が最初に伝わる一次視覚野のほとんどは左右大脳半球が相対している内側面にある。「内側」は何と読むか? もうおわかりと思う。そう「ないそく」であり、「内側面」「外側面」はそれぞれ「ないそくめん」「がいそくめん」と読む。ついでに「舌」は何と読むか?「ぜつ」である。「顎」は「がく」と読む。

さて体の左側と右側が接する面を「正中面」という。目で外界を見るとき、右視野つまり正中面より右側にあるものの像は左視覚野に送られる。左視野つまり正中面より左側にあるものの像は右視覚野に送られる。文字情報も、音声情報の場合と同様に、左半球に言語野があるため最終的には左半球に送られる。右視野にある文字情報は左半球に送られ、そこから同じ左半球にある言語関連領域に送られる。一方の左視野の文字情報は右半球の視覚野に行く。右半球には言語野がないから読めないのではないか。心配はいらない。右半球の文字情報は左右大脳半球の情報交換を司る脳梁を介して左半球に送られる。

一九世紀のフランスの神経学者デジュリンは、左半球のウェルニッケ野の後方、つまり左頭頂葉下部の後ろ寄りに「角回」という領域があり、ここが損傷されると、文字の読み書きが障害を受ける「失読失書」が生じることを見出した。それ故に角回を文字言語の中枢と考えた。デジュリンによれば、角回では文字言語処理が行われる。文字を音読する場合には、文字情報→音韻情報への変換が必要になるが、その際には角回からウェルニッケ野に情報が送られる。ここから先は復唱する場合と同じで、ウェルニッケ野からブローカ野に情報が送られ、さらに発話のためには運動野に情報が伝達される。そして調音器官が動き、音声が発せられる。

英語、フランス語、ドイツ語、イタリア語などでは、文字種がアルファベットのみである。アルファベットは意味をもたず、音韻を表すための文字である。中でもイタリア語などは綴りと読みの対応関係が一貫している。綴り→読みの関係が一貫していれば規則的とか、透明、あるいは浅いと言う。イタリア語のほか、スペイン語、ドイツ語なども浅い言語である。

英語はどうだろうか。たとえばbed, sit, dog, …などを見ると、発音記号とみなして発音すればよいから一見、規則的に見える。しかし英語は浅い言語ではない。一例をあげると、“save, Dave, gave”の読みは、/seiv, deiv, geiv/で、“-ave”はいずれも/-eiv/と発音される。しかし例外がある。たとえば、“have”は/heiv/ではなくて/hav/と読む。print, mint, hint…の発音は/print, mint, hint…/で、“-int”は/-int/と読む。しかしpintは/pint/ではなく/paint/と読む。

読み方のもっと特殊なものも少なくない。"yacht, sign, Wednesday"などはその例である。このように英語のつづりと発音の関係は不規則なものが多く、綴りと読みの関係は不透明とか深いと言われる。すなわち綴りの読み方が一貫しておらず、一貫性が低い単語が少なからずある。

日本語は、文字が一種類ではなく、意味と複数の読みをもつ漢字と、日本語のモーラを表す文字である平仮名、カタカナがある。仮名は、アルファベットのように文字が子音、母音を表すのではなく、「あ、い、う、え、お」のように母音のモーラを表すか、子音と母音を組み合わせた「か、し、つ、ね、ほ」などのモーラを表す。アルファベットより音韻的に大きな単位を表す文字である。少数だが子音を表す「っ、ん」などもある。一方の漢字は、一モーラかそれ以上の大きな音韻単位を表す形態素文字である。「蚊、胃、尾」などは一モーラの読みを持つ。「湖、侍、志」は四ないし五モーラの読みをもつ。漢字はまた仮名と違って、意味を、より正確には形態素（意味の最小の単位のこと）を、表す文字である。仮名文字は少数の例外を除けば綴りと読みの対応関係が一貫している。漢字には複数の読みがあり、綴りと読みの関係は一般的には一貫していない。これは、漢字という文字とその読みを日本語に導入したとき、意味が同じなら、その漢字に日本語の単語を新たな読みとして追加した、という事情による。ちなみに漢字の本家本元の中国語の漢字は読み方が一通りしかない。

日本語の文字と、英語やフランス語などの文字には、これだけの違いがあるのだから、脳が損傷を受けて読み書きに障害が生じた場合には、日本語話者と、アルファベットを使う言語圏の話者では、現れる症状が違っていそうに思える。実際、左後頭葉の内側面が梗塞により損傷を受けると、英語などのアルファベットを使う言語圏の人では、読むことだけができなくなる「純粋失読」と呼ばれる珍しい症状が出る。文字通り読むことだけが困難になる。これを最初に報告したのは、上述のデジュリンで、一九世紀のことである。純粋失読症例は、新聞や雑誌、手紙が読めない。書くことは障害を受けないので、手紙や日記などを書くことができる。しかし自分の書いたものも読めない。書いた直後は、記憶が残っているので読めたりする。忘れた頃、たとえば翌日以降にでも読んでもらうと、読むことができない。

ところが漢字と仮名を使う日本語話者における純粋失読の症状は、「純粋」に失読だけではない。まず仮名であるが、これは純粋失読だけである。アルファベットを使う言語圏の患者と同じ症状になる。しかしながら漢字においては失読だけではない。純粋失読の患者に文を書いてもらうと、ふつうなら漢字で書く単語を平仮名で書く傾向がある。書けないからである。漢字については書くことの障害である失書も生じる。つまり「純粋」失読ではないのである。こうした現象をなんとかうまく説明しようと、少なくとも三、四〇年ほど前から精力的に研究が行われている。漢字と仮名という二種の文字がある日本語は特殊だから、脳の文字中枢が、アルファベット言語圏の人とは異なるとする説などが出された。デジュリン以降、アルファベット言語圏の研究においては、角回が文字言語の中枢とされていた。これに対して日本語の仮名については角回が中枢だが、漢字の中枢は角回ではなく、左側頭葉の下部の後方が中枢とされたりした。この部位に損傷があると、漢字の読みが困難になるからである。しかし後に困難の程度は角回損傷の方が強いことが示されている。

角回に損傷があると文字言語に障害が出る。しかしややこしいことに、健常者を対象とした近年の読みに関する脳イメージング研究によると、アルファベット言語圏における研究でも、あるいは日本語の漢字、仮名に関する研究でも、単語、文を読んでいるときに、角回は活動しないことが示されている。そのため最近は角回が読みに関係しないとする説が有力である。むしろ左の視覚野と、左側頭葉下部が関与すると考える人が多い。どちらの説が妥当なのか、まだ完全に決着がついたわけではないが、漢字も仮名も、そしてアルファベットも同様の処理が行われるとする考えが主流となりつつある。すなわち文字単語から読み（音韻情報）を抽出する経路と、文字単語の意味を抽出する経路があり、さらに意味からは音韻情報を抽出する経路がある。これらの処理が主に後頭葉と側頭葉とで行われていると考えられている。日本語は漢字と仮名を使う点では特徴的だが、脳内での文字情報処理は特殊とは言えないようである。

音声言語処理に関するウェルニッケやブローカの説、文字言語処理に関するデジュリンの考えは、古典論と呼ばれることがあるが、脳内での言語処理機構が明らかになるにつれ、古典論はそのままでは成立しなくなってきている。しかし、古典論にもとづく言語障害（失語症、失読症）の分類（古典分類と呼ばれる）は、現在でも臨床の現場では広く用いられている。

■記憶の管制塔――海馬

両側の側頭葉の内側には、海馬と呼ばれるところがある。ここは記憶と密接な関係がある。それが知られるようになったのは、今から半世紀ほど前にカナダ人のてんかん患者ＨＭに対して行われた手術によってであった。ＨＭのてんかんの病巣は側頭葉にあった。てんかんでは発作が起こると、病巣の部位が異常に活性化する。その活性状態は左右半球をつなぐ脳梁繊維を介して反対側の半球にも伝わる。そこも活性化する。その活性状態が再び元の病巣にフィードバックされる。これが繰り返される。何度も発作を繰り返していると、脳の細胞が損傷を受けてしまうという。ＨＭのてんかんは薬の効きにくい難治性てんかんであった。そこで、病巣を外科的に取り除く手術が行われた。左右の側頭葉の内側にある海馬を含む領域が取り除かれた。

その結果、何が起こったかというと、重い記憶障害が生じたのである。記憶にはいろいろあるが、そのなかのエピソード記憶の障害である。手術の後に、自分の身の回りに起こった出来事が記憶できなくなった。担当の医師や看護師の顔や名前が覚えられない。病院へ行く道が憶えられない。家族や知人と話したことを憶えていない。手術より前の事柄に関しても記憶障害があった。手術の日から数年遡った辺りまでの記憶に障害がみられたのである。それより前に起こったことは覚えている。だから、家族や友人・知人、昔の政治家や女優・歌手などの有名人がわからなくなることはない。ことばや、いろいろな事柄の知識を意味記憶と言うが、そのほとんどは手術のかなり前に学んだことなので無事である。しかし新しいことを学習するのは困難であった。第2章でも述べたが、HMのような健忘症患者を担当する医師やセラピストは、かなりの忍耐がいる。顔と名前が覚えられないため、患者にとって医師や看護師はいつでも初対面なので、まず自己紹介を行い、ついで毎回毎回、同じ病状に関する訴えを話し始めるのである。

HMのような健忘症例においては、知能は健常である。すでに述べたように、短期記憶の障害もない。電話番号などもリハーサルしている間なら覚えておくことはできる。しかし他のことに気を取られると忘れてしまう。手続き記憶などの非宣言的記憶も障害を受けない。自転車に乗る、泳ぐ、などの技能を新たに学習することもできる。ただし、自分が自転車に乗るためどんな練習をし、どんな苦労をしたのかについての（エピソード）記憶はない。これらの事実は側頭葉内側面が、短期記憶や、非宣言的記憶には関与していないことを示している。

HMの手術以後、側頭葉の海馬を含む領域は、記憶に関連していることがわかり、手術により取り除くことはなくなった。アルツハイマー型認知症では、初期から記憶障害があるが、それは海馬のある側頭葉内側面に老人斑などが現れて神経細胞が障害を受け、その結果、エピソード記憶の機能が低下するためと考えられている。側頭葉内側面は小さな領域であり、そこに情報が保持されるとは考えられていない。新しく得た情報の交通整理をして、定着させる役割を果たすとされる。新情報がエピソード記憶として定着するには数年を要するようである。その間は、エピソード記憶を想起する際に、側頭葉内側部が関与する。そのためこの部位が損傷されると、損傷前の数年間の記憶を思い出すのが困難になる。しかし、いったんエピソード記憶として定着してしまうと、側頭葉内側部は記憶の想起に関与しなくなる。だから、この部位が損傷を受けても想起することができる。

側頭葉の先端を側頭極というが、側頭極やその近傍は人の顔や名前の同定に関わっている。右半球は視覚的な認知に関与しているが、右側頭極は知人、有名人などの顔、つまり知っている顔の認知に関与している。一方、左側頭極は個人名、つまり友人・知人の名前や、タモリ、米倉涼子、木村拓哉、白鵬、小沢一郎、バラク・オバマといった名前から、それらが意味するもの、つまりどういう人物なのかを検索するのに関与するとされる。この考えを拡張して、側頭葉の先端付近は、（人名のみならず）意味情報のハブ（hub）の機能をもつとする説もある。この説では意味情報やそれを表す言語情報は脳のいろいろな部位に分散して存在すると考える。「枝豆」はその姿形のほか、味、食べる季節、言語での名前、どこで買えるか、などさまざまな側面の意味情報をもつ。枝豆の姿形に関する情報は側頭葉にあり、味情報は前頭葉、食べるときの感触は頭頂葉、その名前は側頭・頭頂部と前頭葉に、といった具合に脳のいろいろな部位にバラバラに存在する。もしこれらの意味情報が相互に関連を持たずに存在していたらおかしなことになる。枝豆を見ても味がわからないし、食べて味がわかっても姿形も名前もわからない、ということになる。こうしたさまざまな情報を結びつけるのが側頭葉の先端領域だという。

脳には萎縮する部位と、萎縮しない部位がある

従来、脳の形態や状態を知るには、亡くなった人の脳を解剖するしか方法がなかった。現在は、CTやMRIなどの機器があり、これらを使えば、生きている人の脳画像を得ることができる。これらの機器は、脳（や体）の断面を一定の間隔で撮影し、その連続断面像から脳の立体像を再構成することができる。CTでは一枚の断面画像を得るために、X線の細いビームをある方向に一定間隔であてていき、さらにそれと直交する方向からもビームをあてていく。こうして得られた情報から断面画像を構成していく。一方、MRIの方は人体に強磁場をかけた状態で電波を当てる。そのとき体の水の分子から電波が発せられる。それを分析して人体の構造を画像

にする。CT, MRIは、画像のコンピュータ処理により、脳の水平断面や垂直断面、側面からの画像などを再構成することができる。

■大脳の容積の変化

解剖学的な方法で脳の加齢変化を調べるときの難点は、客観的な測定（定量化）の困難さである。脳の形には個人差がある。このため脳の区分を同定するのに研究者の主観が入りやすく、研究結果が一致しない原因になると考えられている。

近年になりMRI, CTが登場し、また脳画像処理のソフトウェアの進歩によって、健常者の脳の形状を知ることができるようになり、脳が加齢によりどう変化するのかを調べることが可能になった。この方法では、脳の区分はコンピュータによりなされるので、主観の入り込む余地がない。脳のMRI画像を、VBM（Voxel-Based Morphometry）と呼ばれる脳画像処理ソフトウェアを使って処理し、五〇〇人近い健康な人の脳の形態変化を調べた研究がイギリスで行われた。ただし、この研究の対象は若い人が多く、六五歳以上の高齢者はわずか数名しか含まれていなかった。

私たちも脳のMRI画像をVBMにより処理し、脳の萎縮部位を調べたことがある。対象は、平均年齢二三歳の若年健常者七七名と、六五歳以上の健常高齢者二三名である。私たちの結果とイギリスで行われた研究の結果は非常によく一致している。

まず大脳全体の加齢変化であるが、脳画像上で灰白質と白質に分け、それぞれの容積がどうなっているのかをみた。灰白質というのは、脳の表層にあり、神経細胞は主にここに存在している。白質は脳の内側にあり、神経細胞同士をつなぎ情報のやりとりを行う繊維が集まっているところである。

脳の灰白質は男女とも高齢になると萎縮する。脳の神経細胞が少なくなっていることを示唆する結果である。男性と女性を比較すると、男性の方が萎縮が大きい。ただし女性では、頭の大きさ（頭蓋の内部の容積）がほとんど加齢変化を示さないのに対して、男性では高齢者ほど頭が小さい。小さいとはいっても、二〇歳の人に比べて、六〇歳の人で九七パーセントと、ほんの少し小さいだけである。頭が小さければ、脳も小さいはずである。頭蓋骨は骨でできているから、高齢になっても萎縮することはないと思われる。そこで脳の大きさを頭蓋内の容積で補正してから、比較し直してみた。すると男性における灰白質の萎縮の早さは、女性における萎縮の早さと変わらなかった。男性の高齢者は若年者より頭が小さいため、灰白質の萎縮が早いように見えたのである。

高齢男性は、若年男性より頭が小さいというのは意外な結果である。ただし、これはイギリス人についての研究の結果である。いろいろな人種が混じったデータかもしれない。日本人については頭の大きさが、加齢によりどう変化するかについての客観的なデータはおそらくないと思う。見た目だけの印象であるが、おそらく日本人では逆に若い人の方が頭が小さいのではないか。たとえば、典型的な旧人類に属する私は身長の割に頭が大きい、頭周りは六〇《セン》《チ》近いから、中学、高校のとき頭にあう帽子を探すのが大変だった。フルフェースのヘルメットなど、無理してかぶると、頭から抜けなくなる恐怖が常にあった。若い世代は全般に頭が小さいように見える。ただし、若い人は一般に背が高いから、頭が小さく見えるのかもしれない。あるいは頭が小さいのではなく、顔が小さいだけかもしれない。若い世代の人たちは堅いものを食べなくなって、噛む力が弱くなっており、顎が発達していないらしい。それで顔が小さいのかもしれない。そうなら若い人たちは頭が小さいのではなく、顔が小さいのであって、頭の大きさは変わらない可能性がある。

■灰白質の容積

神経細胞のある灰白質は、残念ではあるが、年齢とともに直線的に減少していく。一〇年当たりで見ると、灰白質は三・五《パーセント》ずつ減少して行く。新参の前期高齢者である私の年代では、二〇歳の人に比べると灰白質は一五《パーセント》ほど少ない計算になる。頭蓋骨は加齢により縮まないから、いまや私の頭は無駄に大きいようである。前述のように、萎縮の早さに男女差はない。

頭蓋内は脳脊髄液で満たされており、左右大脳半球はその脳脊髄液に浸かっている。大脳半球の内側には脳室と呼ばれるところがあり、ここも脳脊髄液で満たされている。脳室内に脳実質はない。若いときには脳が萎縮していないので、脳室は小さい。頭蓋内いっぱいに脳が詰まっている印象である。加齢にともない脳が萎縮してくると、脳室は拡大する。

CTやMRIにより脳の撮像を行うときには、ベッドに仰向けに横たわる。すると、脳脊髄液の中の脳は自重で後頭部側に寄る。そのため高齢者の脳の断面画像をみると、額側、つまり前頭部に隙間ができる。しかし若年者の脳の断層画像には、そうした隙間がみられない。これも加齢により脳が萎縮することを示す一つの証拠である。

■白質の容積

白質には神経細胞が出す神経インパルスを他の神経細胞に伝える電線にあたる神経繊維があるが、白質にはほとんど萎縮がみられない。しかし、微細に見れば白質にも加齢変化が起こっている。神経繊維は、神経インパルスの伝達効率を高くするミエリンというものにより覆われているが、このミエリンの量は加齢と共に減少する。その一方で、毛細血管網が発達するので、その結果として血管周辺の容積が増える。ミエリンの減少は、血管周辺の容積の増加により相殺されるわけである。そのため白質の容積は全体として変わらないらしい。

大脳の各区分の加齢変化

加齢にともない、灰白質の容積は萎縮するが、白質の容積には変化が見られなかった。結果を図8に示す。こんどは大脳の前頭葉、頭頂葉、側頭葉、後頭葉、そして大脳皮質以外の部位という区分ごとに容積の加齢変化をみてみよう。萎縮はどの区分にも一様に見られるのだろうか。

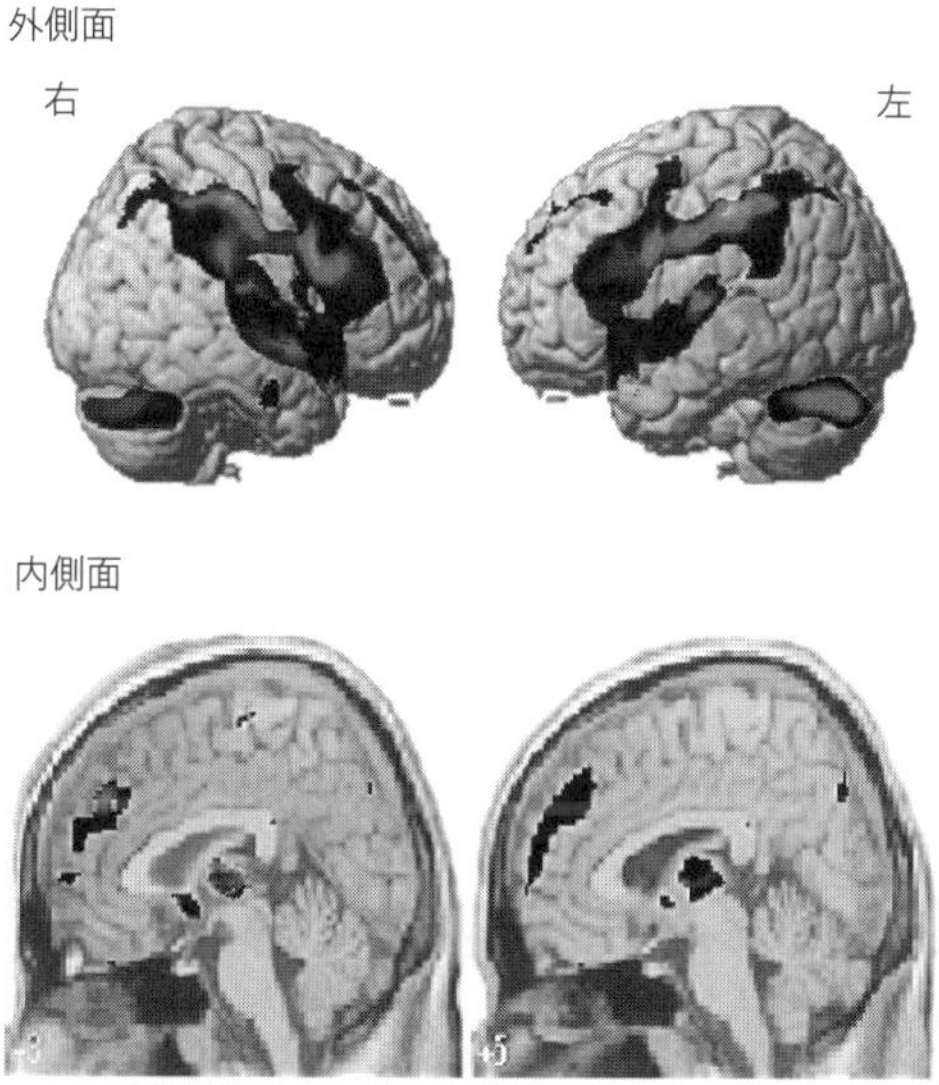

図8．高齢者の脳の萎縮部位。黒い部分に萎縮が認められる。

■前頭葉と頭頂葉

脳の加齢変化を部位別に見てみる。図8に示したように、左右の大脳半球の萎縮（黒い部分）パタンは非常によく似ている。脳の外側面においては、前頭葉の「下部」に萎縮が生じている。

左半球のこの領域には、言語の生成に関わるとされるブローカ野や島、そしてその前方には意味やことばの自発的な発話に関連するとされる部位がある。前頭葉の最後部には運動を司る運動野がある。発話器官の運動を司る部位は運動野の下部にある。

さらに前頭葉外側の中央付近から、後方にある中心溝、つまり頭頂葉との境界（中心前回・後回）を経由して、頭頂葉にかけての領域が萎縮する。この領域にはブローカ野の上部と感覚・運動野が含まれる。感覚野は中心溝の後部、頭頂葉の最前部にある。前頭葉の内側面にも萎縮が生じる。内側面の前寄りの帯状溝の領域に萎縮が生じる。

■側頭葉

前頭葉と頭頂葉以外では、側頭葉が萎縮する。側頭葉の上縁の先端寄りから少し後方にかけてが萎縮する。側頭葉の上面のシルビウス裂の内側には聴覚野がある。高齢になると聴力が低下する人が多くなるが、聴力が低下すれば聴覚野に行く信号が減少する。その結果として聴覚野は使われなくなるので、聴覚野は徐々に萎縮していくのかもしれない。聴覚野の萎縮は、側頭葉上縁の萎縮の一因になっている可能性がある。側頭葉上部の前寄りの部分は、意味やことばの統合に関与していると言われている。後述する意味認知症では、意味記憶の障害があるが、側頭葉前部から萎縮が始まる。この部位の損傷は、また知人や有名人の名前の想起を困難にすることが知られている。

意外なことに、側頭葉の内側面（扁桃核、海馬、嗅内皮質）には萎縮が見られない。海馬と呼ばれる部位は、記憶に関連があることがわかっている。海馬を手術により除去すると重篤なエピソード記憶の障害や、学習能力の障害が生じることはすでに述べた。高齢者ではエピソード記憶能力や学習能力が低下する。従来の研究には、この領域が加齢により萎縮するとするものが多い。それなのにMRI画像を用いた研究では、なぜ海馬のある側頭葉内側領域は萎縮しないという結果が得られたのだろうか。その理由の一つは、この領域の形が複雑なので、従来の解剖学的手法にもとづく研究ではこの領域を正確に特定できていないか、研究者ごとに海馬を含む領域の定義が異なっており、研究者の主観が入った可能性がある。

■後頭葉

すでに述べたように後頭葉はどの研究においてもほぼ萎縮が見られない。

■脳のその他の部位

大脳以外では、両側の小脳の外側上部にも萎縮があらわれる。

残念ながら、加齢により脳は委縮する。しかし脳はどこもかしこもが一様に萎縮するのではない。高齢になると萎縮しやすいのは前頭葉と頭頂葉である。前頭葉と頭頂葉も全体に一様に萎縮するのではなく、萎縮しやすい部位とそうではないところがある。側頭葉の萎縮は意外に少ない。後頭葉は、従来の研究結果と一致し、萎縮が認められない。

7 脳の機能は衰えるか——脳活動の加齢変化

脳というハードウェアは、高齢になると萎縮していく。そしてことばの想起も困難になっていくが、これは脳の萎縮と関連があるのだろうか。脳の萎縮が原因となってことばの想起が困難になるのか。それとも全く別の原因があるのか。

ここでは両者の関連を調べるため、まず、若年者を対象に、ことばを想起しているときの脳の活動部位を調べてみた。そしてそのときの脳活動が、加齢にともなってどのように変化するのかを検討した。その上で、単語を想起しているときの脳の活動部位と、脳の萎縮部位の関係がどうなっているのかを述べよう。

脳活動を計る

以前は、生きている人の脳活動を調べる装置には脳波計（EEG）くらいしかなかった。現在は、いろいろな装置が開発されている。まずはそうした装置のうち、実験に用いたPETという機器がどのような原理にもとづいて脳活動を観測するのかを述べる。

PET（Positron Emission Tomography）は、日本語では陽電子断層撮影法と呼ばれている。日本語に直したところで何のことかわからないかもしれない。PETは、最近、ガン検診のために使われるようになったから、知っている人は少なくないと思う。それ以外にも、ある課題を行っているときの脳の活動を観測するために用いることができる。その場合には特殊な水を用いることが多い。水は化学記号でH_2Oと書くが、水素原子二つと、酸素原子一つが結合したものである。自然界にある酸素原子の質量は16であり、これと水素原子の結合したものがふつうの水で、$H_2{}^{16}O$と記すことがある。

PETで使う水は、このふつうの水ではなく、質量が15の酸素原子を使う。つまり$H_2{}^{15}O$である。質量15の酸素原子は自然界には存在しない。これを作るにはサイクロトロンと呼ばれる粒子加速器を用いる。PET用のサイクロトロンは、サイクロトロンとしては小さなものである。サイクロトロンは強力な電磁石を利用して陽子などの粒子を加速させる。加速させた粒子を使って、質量15の酸素原子^{15}Oを作り、さらにこれを含む水$H_2{}^{15}O$を作る。この特殊な水$H_2{}^{15}O$は微弱な放射線を出すが、その半減期は二分と非常に短いので、作り置きはできない。製薬会社で作っておいて持ってくるというわけにはいかない。そのためPET装置の近くで作って使う。

脳活動の測定においては、この水を少量、血管に注入する。この水は体中にまわる。もちろん脳にも行く。自然界にはない酸素原子^{15}Oを含む水$H_2{}^{15}O$は、きわめて不安定で、陽電子を出して安定した状態に移行しようとする。体には負の電荷をもった電子がたくさんある。水の分子が陽電子を放出すると、体の負電子と結合し消滅する。このときに2本のガンマ線が百八十度反対の方向に出る。このガンマ線を頭の周りに置いた検出器で捉えれば、脳のどこでガンマ線が出たのかを推定することができる。

ある課題を行っているとき、脳のどこが活動しているのかを推定するには、次のようにする。まず被験者に課題を出す、たとえば単語を読んでもらう。そのときにこの特殊な水$H_2{}^{15}O$を血管に入れる。脳の活動している部位は、酸素や栄養を必要とし、それを血液に運んでもらうので、活動部位には血液がたくさん流れる。血液がたくさん流れると、$H_2{}^{15}O$もたくさん流れる。そうすると脳活動の盛んな部位ではたくさんのガンマ線が出る。活動レベルが低い部位においては、流れる血液の量（水の量）が少ないので、放出されるガンマ線の量も少ない。PETでは、流れる血液の量すなわち水の量の多寡を脳の活動レベルの高低とみなし、画像化する。

PETではガンマ線が出る。しかし^{15}Oの半減期は、二分と短く、放出されるガンマ線は短時間で急速に少なくなる。もちろんガンマ線の線量は安全基準内にある。PETは脳活動の観測手法としては安定している。枯れた技術だと言われている。ただ脳が活動している部位を細かく分析する性能つまり空間分解能は他の装置に比べると低く、活動の時間的変化を検知する能力である時間分解能も低い。また同じ人を何度も被験者にすることはできない。

脳活動の観測装置としては、ほかにもfMRI（functional Magnetic Resonance Imaging）、近赤外線分光法（NIRS: Near Infra-Red Spectroscopy）、脳磁図（MEG: MagnetoEncephaloGraphy）、などがある。

■単語を想起中の脳の活動部位

ことばと脳は切っても切り離せない。ことばを想起しているときには脳のどこが活動しているのだろう。若年者が人工物カテゴリーに属する単語（はさみ、ヴァイオリン、電車など）を想起しているときと、政治家、女優など、既知の人物の名前を想起しているときとでは、活動している脳の部位は違うのだろうか。また意味カテゴリーではなく、音韻にもとづいて（たとえば「か」で始まる）単語を探すときには、どこが活動するのだろう。

こうしたことを知るため、単語を想起しているときの脳の活動部位を、PETを使って観測した。想起してもらったのは、政治家、女優などの人名と、道具、乗り物などの人工物を表す単語、そして指定された音韻で始まる単語である。被験者は大学生を含む健常若年者である。実験の前に、被験者には脳卒中や精神疾患の既往がなく、強い右利きであることを確かめてある。利き手を調べるのはなぜか。右利きの人ではほぼ百《パーセント》言語領域が左半球にあるが、左利きでは約三分の二へと減少する。言語領域が右半球にあったり、左半球にあったりするのでは、何を調べているのかわからなくなるからである。

被験者はベッドに横たわった状態で課題を行う。まず、ヘッドフォンから想起すべき単語のカテゴリー名が聞こえてくる。たとえば、「乗り物」と聞こえてきたら、二四秒間にできるだけたくさん乗り物名を言う。「クルマ、自転車、飛行機、…」のようにである。そのときの脳の活動を測定する。「女優」と聞こえたら、「米倉涼子、堀北真希、…」のように思いつく名前を言ってもらい、そのときの脳活動を画像化する。音韻課題では「た」と聞こえたら、「蛸、太平洋、滝、…」のように、「た」で始まる単語を想起してもらい、そのときの脳活動を観察した。

■雑音多く、そのうえ脳の形はいろいろ

PET（やfMRI）などの機器により得られた脳活動の画像は、実は雑音まみれで、そうはっきりしたものではない。雑音の影響を減らすためには、一〇人とか二〇人の被験者に同じ課題を行ってもらい、そのときの脳活動の画像を加算していく。雑音は時々刻々変化しランダムな値をとるので、多数の画像を加算し平均をとると一定値に漸近していく。脳の活動レベルの測定値には雑音が乗っているが、どの被験者でも同じ部位が活動していれば、そこで観測される脳の活動レベルは、課題による脳の活動値と、雑音の値を足した値となる。

他にも問題がある。得られた画像をそのまま処理すると困ったことになる。たとえば、どの被験者においてもブローカ野が活動していたとする。しかし、脳の形には個人差がある。大きさも違う。左右が非対称で曲がった脳もある。脳にはしわがあり、ブローカ野や、上側頭回の「回」と称される領域はこのしわにより区切られている。しわのパタンにも個人差がある。このため、脳の形の個人差をそのままにして、コンピュータによる画像処理を行っても意味がない。ある被験者のブローカ野の位置が、脳画像上で、ほかの被験者のブローカ野の位置と同じになる保証はない。そのため脳画像をそのまま処理してしまうと、活動位置がずれてしまい、極端な場合には、どこにも活動がみられない画像となってしまう危険がある。

ではどうするか。「標準脳」の登場である。便宜的に、ある人の脳の形を「標準」の脳の形

と決めてしまう。その上で各被験者の脳の形を、この標準脳と同じ形になるように変換する。こうすれば、どの被験者のブローカ野も画像上で同じ位置にくる。当然、ウェルニッケ野や、そのほかの脳の部位も画像上で同じ位置にくるように画像を変換する。その上で脳活動の画像を処理すると、活動位置のズレはなくなり、シャープな脳活動の画像が得られることになる。

■脳活動の推定画像

脳活動に関する画像処理はこれで終わりではない。脳活動のレベルは脳のどこの部位でも同じというわけではなく、部位によって得られる信号の強さが異なる。一次感覚野や一次運動野などでは信号が強いが、連合野ではそう強くない。そうすると活動レベルの絶対値だけから、ある課題に特徴的な活性化部位を知ることはできない。強い信号レベルの所だけが活性化部位になってしまうからである。また課題とは直接関係ない脳の部位もいろいろ活動している。これらの影響を除くための手法はさまざまあるが、意味のある脳活動を見出すためによく用いられる（統計的）手法は認知的減算法と呼ばれる方法である。ある課題を行っているときの脳画像と、別の課題を行っているときの脳画像を比較し、活動レベルの強さが統計的に意味のあるものか否かを調べる。具体的には二つの課題a, bを実施中に得られたそれぞれの脳画像A, Bを引き算しA-Bの画像を作る。実験条件を課題a, bで共通にすれば、雑音レベルは課題a, bでほぼ同じになるはずなので、引き算画像上からは雑音の影響を除くことができる。また課題とは直接関係ない部位の活動も二課題で同じはずなので消える。二つの課題に共通して使われる脳の部位の活動も消える。引き算画像上に残った活動が、正の値をとり、それが統計的に確かであるなら、その部位は課題aの実施に関連する領域であると考えることができる。

単語を見て、音読しているときの脳画像から、黙読しているときの画像を引き算する場合を考えてみよう。音読のプロセスは、簡単に言えば、目で単語（たとえば「花」）を見て頭の中でその文字が何という文字かを識別する。つぎにその文字の読みを引き出す。このプロセスでは文字から直接読み（音韻符号）が計算される。「文字→読み」のような認知プロセスを「計算する」ということがある。このプロセスと並行して、文字からその意味が計算され、意味からさらにその意味を表すことば（音韻符号）が計算される。意味を経由する読みの計算プロセスである。発音は、この音韻符号にもとづいて行われ、音声が発せられる。

これに対して黙読では目で単語を見るところから、単語の読みを文字から直接計算するプロセス、そして意味を媒介して読みを計算するプロセスまでは共通するが、発音は行われない。そうすると音読の画像から黙読の画像を引き算して得られる画像は、主として発音を行っているときと自分の声を聞いているときの脳活動を表す画像である。このようにすれば発音の準備と実際の発音運動に関与する脳の部位を知ることができる。

人名の想起に関係する場所

いろいろなカテゴリーの単語を想起しているときの脳活動を調べるため、課題間の引き算を行った。

まず人名課題を実施中の脳活動から、人工物課題を実施中の脳活動を引いた「人名－人工物」画像を作った。引き算画像のどこかの部位で、人名を言うときには活動するが、人工物を言うときには活動していない部位があれば、その部位は人名を言うときに特徴的に活動している部位ということになる。図9に若年者（上段）と高齢者（下段）における脳の活動部位を示した。高齢者の脳活動について

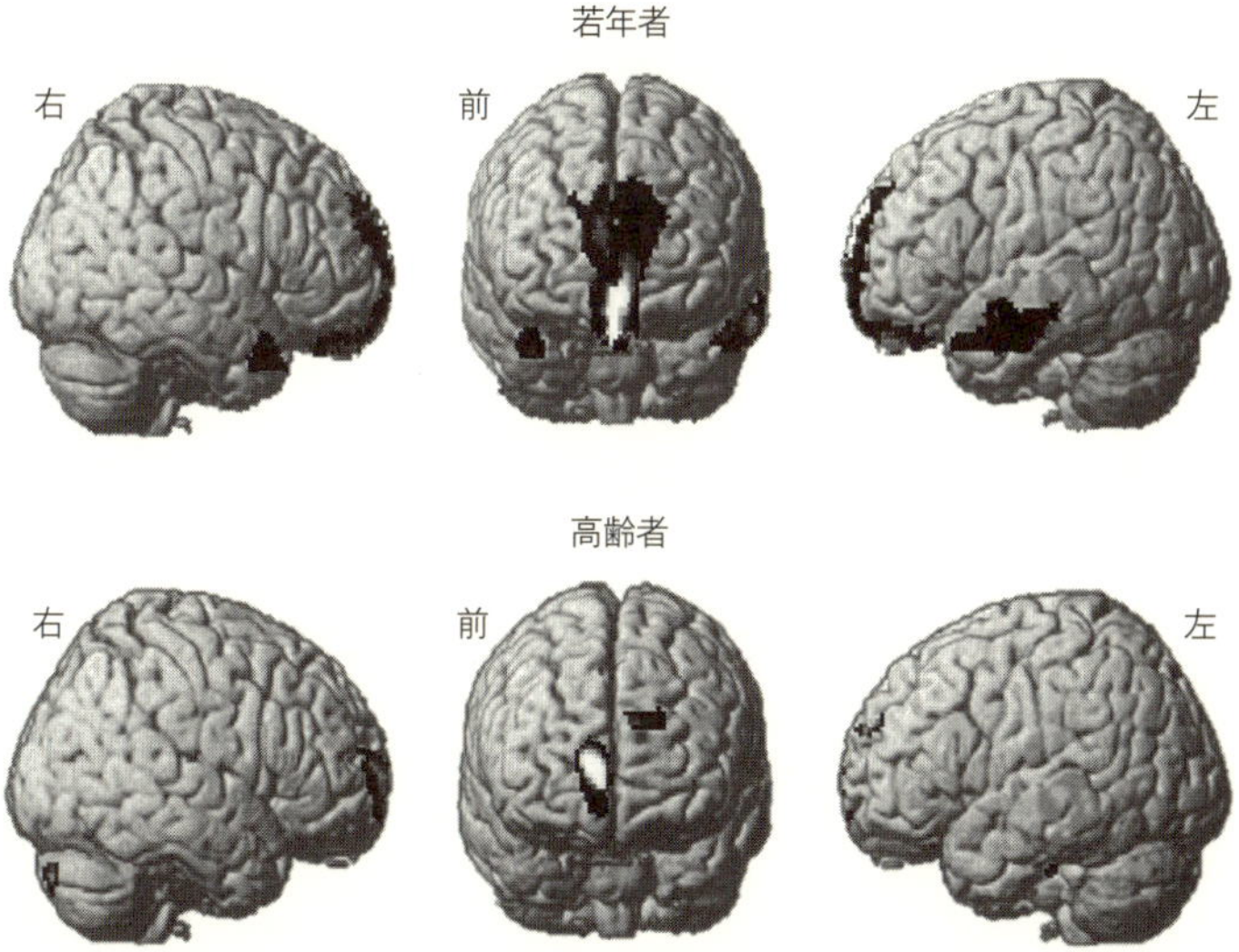

図9. 固有名詞（政治家など）を思い出しているときの脳の活動部位

は後で述べるが、若年者では、人名の画像から人工物の画像を引くと、左右の側頭葉の先端部（側頭極）と、前頭葉の先端部〜前頭葉内側部に活動が見られた。人名課題の画像から音韻課題の画像を引いた「人名－音韻」画像においても同じ部位が活動していた。二つの画像の活動部位が同じなので、これらの画像を以下では単に人名画像ということにする。人名を想起しているときに特徴的なこれらの活動部位は、どのような処理に関わっているのだろう。

意味認知症の症例は、意味記憶に障害があり、元銀行員の症例が銀行の意味を問われて、聞いたことがあることばだが、意味はわからないと答えたりする。また知人や有名人の名前を想起することが困難になる。意味認知症においては脳が進行性に萎縮していくが、共通する脳の萎縮部位は、初期には両側側頭極とその近傍や、すぐ上方にある前頭葉下部などである。側頭極は、前頭葉の下部と繊維連絡があり、情報のやりとりがある。意味認知症例において前頭葉下部が萎縮するのは、側頭葉前部の萎縮が繊維連絡のある前頭下部にも影響を与えるためと思われる。側頭極の萎縮の程度は通常、左が大きい。病気の進行に伴い、萎縮は側頭極から側頭葉の外側後方に向かって広がっていく。しかし言語に関与するウェルニッケ野のある側頭葉上部は影響を受けない。海馬のある側頭葉の内側も若干萎縮するが、エピソード記憶を司る海馬までは及ばない。そのため意味認知症例ではエピソード記憶と言語は保たれる。

左側頭極の萎縮の程度と、意味記憶障害の重症度には相関があるが、前頭葉の萎縮の程度とは相関がない。両側側頭葉の障害が広がると、意味記憶障害は重くなる。これらの事実は、意味記憶には両側の側頭極が関わっていることを示唆する。前述のように側頭葉前部は、脳に分散して存在するさまざまな側面の意味情報を統合するハブとしての役割がある。この部位で人工物（例：楽器名）を想起するときより、人名（例：女優名）を想起するときの活動の方が強いのは、人名の想起には努力がいるためかもしれない。第4章で述べたように、いろいろなカテゴリーの単語を想起する実験で、想起される語数が一番少ないのは人名であった。つまり人名の想起は他のカテゴリーの語を想起するより困難なことを示唆している。想起が困難であれば、想起に関与する側頭極が一生懸命に活動するので、活動レベルが大きくなる可能性がある。

別の研究でも、側頭極は右が有名人・知人の「顔情報」の処理に関与し、左は有名人・知人の「名前、声の情報」の処理に関与することが示されている。人名想起時の活動部位は、これらの研究結果とも矛盾しない。右側頭極も活動するが、これは課題では求められていないにもかかわらず、有名人名を想起するときには顔情報なども付随的に検索された可能性がある。

人名を検索するとき、側頭葉のみならず前頭葉も活動するのはなぜだろう。前頭葉の前端にある前頭極は行動の自発性に関与しているらしい。たとえばバイクの事故などで、前頭極が損傷される高次脳機能障害例では、自発的な行動が困難になる。私たちは朝起きて顔を洗う。ところが前頭極に障害がある高次脳機能障害患者では、何もせずに日がなテレビを見ていたりする。顔を洗えとか、ご飯を食べろ、風呂に入れ、などと言われればそうできる。しかし、そうではない限り自発的にはなにもせず、いつまでもテレビを見ていたりするという。

また高次脳機能障害患者では、感情のコントロールが困難になり、抑制できなくなるので、怒りっぽくなったりする。人名を想起する際の前頭極の役割については未知の部分が多いが、一つの可能性は、政治家、女優などには好き嫌いがあることかもしれない。人名課題では、単に政治家や女優の名前を言えば良く、好き嫌いについての判断は求めていない。しかし政治家名や女優名を想起すると、芋づる式に好き嫌いの感情が湧いているのかもしれない。もしそうなら感情に関与する前頭葉前部の活動が強くなっても不思議はない。たとえば、田中角栄という政治家は知的な層に激しく嫌われていたように思う。嫌う人にとっては、名前を口にするだけで嫌悪の情が湧いた可能性はある。その結果として感情情報の処理に関与する前頭極が活動したのかもしれない。

人工物、音韻課題に関係する場所

人工物課題から人名課題を引いた「人工物−人名」画像を人工物画像と呼ぶことにする。人工物画像ではブローカ野を含む左前頭葉下部と、その後方に活動が見られた（一六一頁、図10

参照）。この人工物画像は「音韻－人名」画像、すなわち音韻画像とよく似ていた。

人工物画像と音韻画像がほぼ同じであることから予想されるように、「人工物－音韻」画像、および「音韻－人工物」画像にはどこにも統計的に意味のある活動が認められなかった。これは、人工物名を想起しているときの脳の活動パタンと、指定された音韻で始まる単語を想起しているときの脳の活動パタンとがほぼ同じであることを意味する。ほぼ同じ脳活動を示す画像同士を引き算すれば、活動は何も残らない。

左前頭葉下部にあるブローカ野は、従来、発話の中枢とされてきた。しかしこの説には異論もあり、近年、別の機能があることもわかってきた。それによるとブローカ野の後半分は音韻情報の検索などに関与するが、前半分は意味情報の検索に関与するらしい。

ブローカ野を含めそこから後方の領域に損傷があると発話が非流暢なブローカ失語が生じるが、ブローカ野の前半分に損傷がある場合には別のタイプの失語症が生じることがある。力動失語である。「力動」とは奇妙なことばであるが、ロシア語の訳で、英語ではdynamicと訳されている。このタイプの失語症では、自発的に発話することが困難になる。発音器官や発音運動には問題がない。音読や復唱は問題なくできるからである。言うべきことが外から具体的に与えられていれば言うことができる。しかし自発的に何かを言うことには困難がある。前頭葉前部が障害された高次脳機能障害例が自発的に行動しないのと似ている。たとえば「犬」の絵を見せて、心に浮かんだことを言ってくださいと言うと、何も言うことができない。

しかし奇妙なことに「キリン」や「モナリザ」に関しては心に浮かんだことを言うことができた。これらと、「犬」の違いは何だろう。「犬」に比べると、「キリン」「モナリザ」は際だった特徴を持っている。「キリン」は非常に長い首を持っているし、「モナリザ」の方は、微笑みや絵の構図などで非常に有名である。このように目立った特徴を持つものに対しては、この力動失語の症例は自発的に発話することができた。

これは、ブローカ野の前半分が多面的意味情報のハブである側頭極から送られてくる情報を言語化する役割をもつことを示唆しているように思われる。ハブからは「犬」や「キリン」について検索した意味情報が送られてくるが、犬に比し際だった特徴をもつキリンの方が信号としては強い可能性がある。この部位が健常であれば、信号の強弱に関係なく、どちらに対しても心に浮かんだことを発話できるが、障害を受けている場合には、際だった意味特徴を持つ信号強度の強い項目の方が障害に対して頑健であり、言語化しやすいと思われる。有名人はキリンと同様、際だった意味特徴がありそうだ。モナリザのみならず、たとえば「夏目漱石」と聞けば、千円札、「坊ちゃん」、松山、数学教師、「吾輩は猫である」などの事柄、こめかみの辺りに手を当て物思いに沈んでいるようなポートレート、英文学者、ロンドン留学などの事柄が容易に思い浮かぶ。したがってより強い意味信号が送られてくる可能性がある。

モナリザについて思い浮かぶことを言う課題は、モナリザという名前からその意味情報を検索し、それを言語化するプロセスだが、政治家などの名前を列挙する課題は、逆のプロセスである。「政治家」という語の意味情報を検索し、それにもとづき政治家を検索しその名前を言う。前述のように人名を列挙するのは、人工物名を列挙するより困難な課題で、側頭極がより強く活性化する。これに対して人工物名を列挙するのは相対的に容易なので、そう努力も必要なく、ハブから送られてくる意味情報にもとづいて道具名などをつぎつぎ言語化できるのだろう。したがって前頭葉下部（ブローカ野の前部）が活性化する。しかし人名ではハブの「努力」にもかかわらず、意味情報が活性化できないため、言語化も滞る。そのため前頭下部の活動も低調で、人名画像すなわち「人名－人工物」画像においては前頭下部の活動が消失するものと思われる。逆に人工物画像では人工物名列挙時の前頭下部の活動が強いので、この部位の活動が残ると考えられる。

人工物画像では、側頭葉後方の下部にも活動が見られた。この部位はものの形や色などの視覚情報に関与していると考えられている。人工物名、たとえば乗り物名の列挙では、視覚情報の関与が強いのかもしれない。

脳活動は加齢により減少する

高齢者を対象に、前述の実験と同じ課題を実施した。例によって事前に知能検査や聴力検査、利き手、などなどの基本的な検査を行い、脳卒中や精神疾患の既往がなく、強い右利きであることを確かめてある。

方法は若年者の場合と同じである。「乗り物」であれば、「リヤカー、人力車、駕籠、帆掛け舟、…」、また「女優」なら「山本富士子、原節子、音羽信子、…」のように、そして「た」が聞こえたら「タンゴ、短筒、盥《たらい》、畳、炭団《たどん》…」のように、それぞれのカテゴリーの単語を二四秒間にできるだけたくさん言ってもらい、そのときの脳活動を測定した。

高齢者が人名を想起中の脳活動を図9（一五一頁）の下段に示した。上段の若年者の脳活動と見比べると、一般に人名課題、人工物課題、その他の課題で、若年者とは異なる部位に脳活動が現れてはいなかった。しかし若年者において活動していた領域の活動が消えるか、活動していても小さくなる傾向が見られた。

まず人名の想起では、前頭極の活動は小さいながら認められた。しかし、若年者において活動が見られた側頭極の活動は認められなかった。一方、人工物名の想起と、音韻による単語の想起においては、左側頭葉後下部の活動は見られたが、左前頭下部の活動は認められなかった。
高齢者における単語の想起困難の原因の一つは、これらの領域の活動が低下することにあると推測される。

脳の萎縮部位における脳活動

高齢になると脳が萎縮することは前章で述べたが、もう一度、簡単に復習しておこう。図10の下段に、高齢者における脳の外側面の萎縮部位を示す(前掲の図8上段と同じ画像)。加齢にともない、左右の大脳半球のほぼ同じ部位が萎縮する。小脳の両側にも萎縮が見られる。大脳半球外側面においては、前頭葉下部を含むシルビウス裂を囲む領域に萎縮があった。左半球のこの萎縮領域には、言語の生成に関わるとされるブローカ野や、運動を司る運動野、さらに側頭葉上面に聴覚野がある。聴覚野を含む領域の萎縮は老人性難聴と何らかの関連があるかもしれない。側頭葉の先端部分はさまざまな意味情報のハブとしての機能を持ち、有名人の名前の想起時に活性化する。発音運動を司る部位は運動野の下部にある。

これらの領域の少し上方にある前頭葉の中央付近から、後方に伸びて、中心溝つまり頭頂葉との境界を経由して頭頂葉の上部にかけて広がる大きな領域にも萎縮が認められる。この領域にはブローカ野の上部と感覚・運動野が含まれる。

脳の内側面に関しては、前頭葉の前寄りの部位に萎縮が生じる。しかし、後頭葉には萎縮が見られなかった。


単語を思い出すときに活動する部位と、萎縮部位

若年者が人名と人工物を想起するときに賦活する部位を図10上部に示す（aの画像は、前掲の図9左右の画像と同じ）。

人名を想起したときの活動部位は、前頭極と側頭極であった。しかし高齢者では図に示したように前頭極の活動は何とか残っているが、側頭極の活動は見られなかった。側頭部上部は図の下段cに示すように、萎縮が見られた部位である。側頭前部はさまざまな意味情報のハブとしての機能をもつが、この部位の萎縮は側頭前部から前頭下部への情報伝達を遮断し、もともと困難な人名の想起をさらに困難にすると思われる。

若年者が人工物名を想起するときに活動した領域は、図のbに示すように、左前頭下部と、左側頭後下部であった。高齢者では左前頭下部の活動が消えており、この部位には、図のcに示すように、萎縮があった。左前頭下部は、さまざまな意味情報を言語化することに関与する

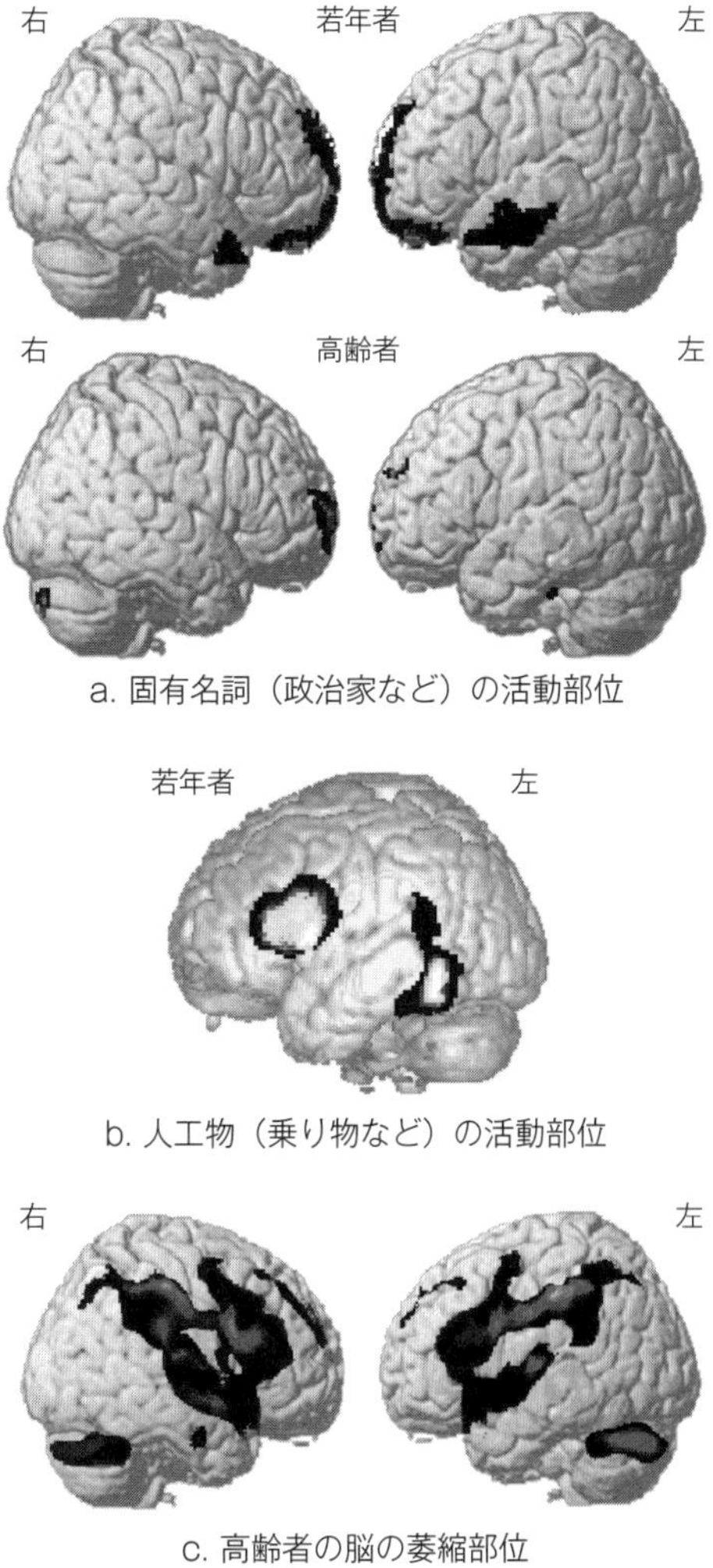

a. 固有名詞（政治家など）の活動部位

b. 人工物（乗り物など）の活動部位

c. 高齢者の脳の萎縮部位

図10. 固有名詞(a)と人工物名(b)を想起中の脳の活動部位と、
高齢者の脳の萎縮部位(c)

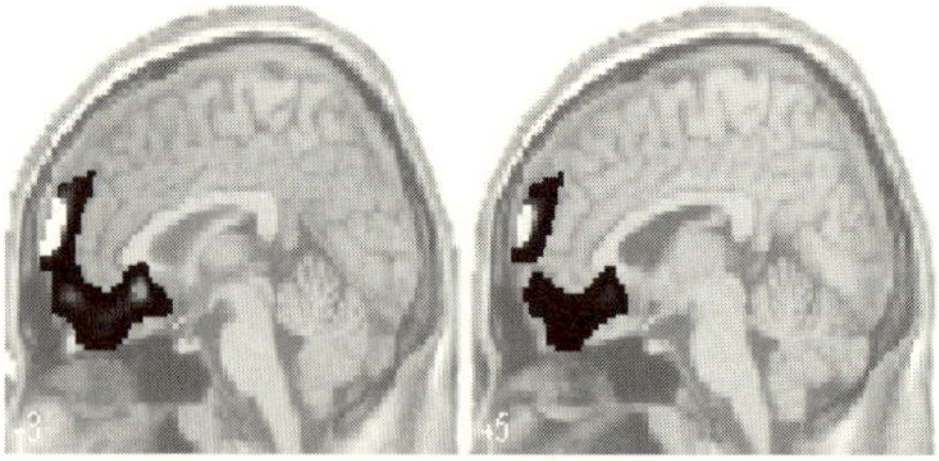

a. 若年者が固有名詞を語想起中の脳の活動部位

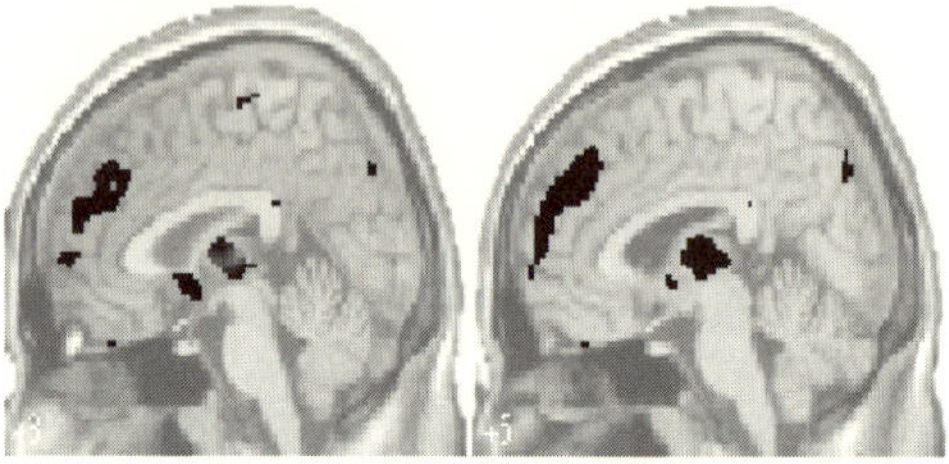

b. 高齢者の脳の萎縮部位

図11．若年者が固有名詞を思い出しているときの前頭葉内側面の活動と、高齢者での萎縮部位

とすれば、この部位が萎縮すると人名、人工物名などを想起することが困難になると思われる。人工物名と生物名の想起、および音韻による単語の想起に関与する領域で、萎縮が認められなかったのは、左側頭葉後下部のみであった。

図11は、若年者が人名を想起中の大脳を、内側から見た活動部位である。若年者では前頭極〜底面にかけて活動が見られる。図の下段は高齢者の脳の萎縮部位を、やはり内側から見たもので、前頭極の活動部位と萎縮部位には一部、重なりが見られる。これも高齢者における人名想起を困難にしている要因と思われる。

これらの結果は、加齢による単語の想起困難を生じる一因には、脳の萎縮やそれに伴う脳活動の低下があることを強く示唆している。

Ⅳ　コミュニケーション能力を保つには

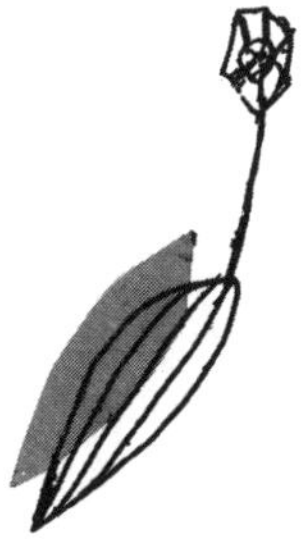

8

脳の損傷によるコミュニケーション障害(1)——失語症

コミュニケーションには話し手と聞き手がいて、両者が交互にその役割を交代しながらことばなどのやりとりが続く。ここではまずコミュニケーションのプロセスについて簡単に振り返ってみることにする。そのあと脳の損傷によって生じることばの障害である失語症、および次の章で認知症について述べる。

コミュニケーションのプロセス

話し手が、あることについて話したいという意欲があれば、考えたことや思い浮かんだことを言語という符号に変える。文では動詞が大事な役割をもつと言われている。頭の中にある辞書から動詞が選ばれ、その動詞（例、食べる）が必要とする主語（例、清志）や目的語（例、ラーメン）などの名詞句、さらには副詞句（昨日）や後置詞（から、まで、へ、に、で、など）句などの付加詞句が選択される。これらの句は文法に関する知識にもとづき、文の骨組みが作られて行く。さらに規則に従って単語や句の移動が起こり、格助詞の「が」や「を」が付与される。こうして作られた単語列ないし句の並びである文は、音韻符号に変換され、それにもとづいて発音運動が行われて、音声波が空中に発せられる。

音声波は空中を伝搬し、聞き手の耳に達する。3章の図1に示したように、音波は鼓膜により機械的な振動に変換され、鼓膜に付いた耳小骨を介して蝸牛に伝わる。蝸牛では耳小骨の機械的な振動が神経インパルスに変換され、脳幹にあるいくつかの神経核を介して大脳皮質にある左右の一次聴覚野に伝わる。この間、音声波の強度や周波数、時間に関する分析が行われる。左右の一次聴覚野の情報は左聴覚連合野に送られたあと左半球の言語野で統合され、音韻符号列として認知される。音韻符号列は単語の辞書や句構造に関する知識を参照して、漸次、句が組み立てられ、最終的な文構造が決定されて、文意が確定する。

しかし諺などは、その文や句が意味していることと一致するとは限らない。「猿も木から落ちる」というのは、猿でも木から落ちることを通して、達人でも失敗することがあることを意味するし、「縁の下の力持ち」は、家の縁の下に力持ちがいることを言っているわけではない。

「雨降って地固まる」は、問題が生じても、それが解決すると前よりも良い状態になる（仲間の結束がより固くなる、など）ことを意味する。諺は文や句からなるが、単語の辞書的な意味のように、文ないし句全体が特別な意味をもっている。「風が吹けば桶屋が儲かる」という諺の意味を知らなければ、文意はわかっても、なぜそのようなことを言うのか理解に苦しむことになる。

会話においても発話された文の字義通りの意味が、発話者の意図と一致するとは限らない。そのため過去の経験、推論などにもとづき発話者の意図の解釈・理解が必要となる。ある人が料理を一口食べたとたん、苦虫を噛みつぶしたような顔をして「いやあ、ここまで料理がお上手だとは…」と冷ややかに言ったとしたら、それは嫌味と解釈すべきであろう。一般に口調だか語調は、言語符号によって運ばれる情報よりも発話者の意図や感情を直接的に表現している。言語表現が丁寧であっても口調がきつければ、相手は怒っているか、否定的なことを言っていることが多い。

話し手の意図を理解し、その上で何か言いたいことがあれば、次は聞き手が話し手になり、話し手が聞き手になる番である。このようにしてコミュニケーションが続いていく。

思考の符号、言語の符号

思考と言語とは別物と考えられる。しかし一方で、人は言語によって思考するとの考えもある。「サピア＝ウォーフの仮説」というのがこの立場の代表的なもので、人の思考は言語により規定されるというものである。英語では過去の出来事を表す場合、動詞を過去形にする。この立場では、英語話者が出来事の生起した時間に注意を払うから、と考えるのだろう。また英語の可算名詞は、複数の場合、規則名詞では語末に"s"を付与しなければならない。これも英語話者は単数か複数かに注意を払うからとなるのだろう。

しかし、この説はどうにも信じがたい。中国語は孤立語と呼ばれ、動詞に限らず、単語が語形変化しない。過去形も現在形も未来形も同じ形をしている。だからといって中国人が出来事の生起した時間に注意を払わず、過去も現在も未来も一緒くたにしているとは思えない。また日本語や中国語では名詞が単数でも複数でも同じ形をしている。それでは、日本人や中国人が一個のリンゴと、五個のリンゴを区別できないのかというと、そんなことはない。

エスキモーのイヌイット語にはいろいろな状態の雪を表す語彙がたくさんあるとのことだが、英語にはsnowだけであるという。つまり雪と氷に囲まれて暮らすイヌイット語話者はいくつもの雪の状態を区別できるが、英語話者にはできないという。しかし、同じ日本語話者でも、特殊な趣味を持つ人々、たとえば最近は日向の存在になりつつある鉄道ファンは機関車、車両、駅弁、ダイヤなどに関するいろいろなことばを知っているが、鉄道に興味のない人は知らない。物事より先に言語があるなら、なぜ同じ日本語話者の中で、鉄道ファンだけが機関車、列車、ダイヤなどを細かく認識できるのか、説明できない。

身近な例でも、論文を書くのに慣れていない若い人が書いた原稿を読んでいて、どうしても腑に落ちないところがあるので、その部分について詳しく聞くと、書かれた文の意味と全く食い違うことを言ったことがある。もし人が言語により思考するなら、こうした食い違いは起こらないはずである。やはり言語と思考は別物と考えるほうがよさそうである。

末梢系の障害によるコミュニケーション障害

すでに第3章で述べたが、中耳炎などにより鼓膜や耳小骨が損傷すると、伝音性難聴が生じる（図1参照）。しかし、幸いなことに伝音性難聴では補聴器が有効なことが多く、治療法もある。

これに対して老人性難聴などでは、蝸牛、聴神経から先の感音系に障害があって聴力の低下が生じる。この感音性難聴では、伝音性難聴の場合ほど補聴器が劇的にはきかず、また治療法も限られる。音声が聞こえにくくなると、聞き間違いや聞き返しが多くなり、コミュニケーションが困難になる。

また、声が出なくなっても、コミュニケーションは困難になる。第4章で述べたように、カラオケで歌いすぎたり、サッカーや野球の応援で、あるいはアルコール飲料を飲み過ぎるなどして声（声帯）を酷使すると、声が嗄れる嗄声《させい》になることがある。こうなると声を出すのは苦痛だし、明瞭度も下がる。しかし嗄声は治療が可能である。喉頭ガンでは喉頭を摘出することがあるが、声を作る声帯がなくなるので発話は不可能になる。しかし人工喉頭を用いれば音声の音源が作られるので、訓練を受ければ会話は可能になる。あるいは食道に空気を入れ、空気を口側に出すと、食道の入り口部分が振動する。それを代替音源にする食道発声の訓練を受ければ、発話することが可能となる。

中枢の障害によるコミュニケーション障害

脳の損傷によるコミュニケーション障害はさまざまある。加齢にともない脳血管障害や、脳の変性疾患が増え、言語機能や、認知機能に障害を受けることが多くなる。言語機能が障害を受けると失語症が生じ、その他の認知機能が障害を受けると認知症となる。認知症については次の章で述べる。

失語症のさまざまなタイプ

言語に関連する脳の領域（言語野）が脳血管障害等により損傷を受けると、失語症が生じる。失語症も加齢により増加する。失語症は、語を失うと書くためか、声が出ない失声症と勘違いされたり、声は出るがことばを発しない症状だと思っている人が少なくない。しかし失語症は心理的な原因で生じる疾患ではなく、器質的な疾患であり、多くの場合、声は出る。またことばを流暢に話す失語症患者は多い。いくつかのタイプがあるが、失語症はことばの障害であって、認知症に見られるような全般的な認知機能の低下や、異常行動は見られない。

失語症の分類法はいくつかある。ここでは古典分類を紹介しよう。この分類法は名前の通りに古典的で、二世紀も前の一九世紀に提案された。ことばの障害の中で最も目に付く特徴と、脳の障害部位とにもとづいて分類する。言語野は右利きの人ならほぼ大脳左半球にある。左利きでは、ほぼ三分の二の人の言語野は右利きの人と同じ左半球にある。しかし残り三分の一の人の言語野は右半球にあるか、左右半球に分散している。以下の記述では、言語領域は左半球にあるものと仮定する。

■ブローカ失語

左大脳半球の前寄りの左下前頭回後部（一二二頁に示した図6のブローカ野とその後方領域）が損傷を受けると、ことばの理解は比較的良いが、発話が非流暢でたどたどしい失語症が生じる。これを「ブローカ失語」という。発話が困難なので復唱は困難である。絵や物を見てそれを命名することが困難な喚語困難もある。また聞いた単語列、数詞列を順番通りに保持しておく機能、短期記憶に障害がある。ただし喚語困難と短期記憶の障害は、ほぼすべての失語症例に見られる。

発話を行う唇、舌、軟口蓋、声帯、肺などの調音器官を協調的に動かすための調音プログラミングの障害である発語失行があるため、努力して発話している印象を与える。文は短めである。音韻意識の障害がある。すなわち「さかな」に「か」という音が含まれるか？含まれるなら何拍目か？といったことがわからない。この障害があると仮名文字が何というモーラに対応するのかが理解できず、仮名の読み書きが困難になる。健常な人には、仮名の方が漢字より読み書きが簡単であるが、ブローカ失語ではむしろ仮名の方が困難に見える。

文法の障害を伴うこともある。助詞を省略する電文体と呼ばれる発話になると言われているが、実際の発話は単語レベルであったり、文が出ても短いことが多い。たとえば「わたしことば だめ」のような発話になる。健常な人が文を理解するときは、名詞に後続する格助詞で主格か目的格かを判断するが（例、清志が真希を叩いた、清志を真希が叩いた）、失文法例ではこうした判断が困難で、たとえば文頭に現れる名詞を主格（動作主）と見なしたりする。そうすると上記の二文ではいずれも「清志」が文頭にきているので、清志が真希を叩いたことになってしまう。二つの名詞の意味的関係から文を解釈する場合もある。社会通念として男性の方が女性より暴力的だということにもとづいて文意を解釈すると、二文の意味は同じになり、やはり清志が真希を叩いた、となってしまう。

日本語の失文法に関しては、助詞の問題に報告が集中しており、文障害の他の側面に関する研究がほとんどなかった。しかし文法の問題は助詞だけではない。動詞の過去形をつくることや、受け身、可能、使役などの助動詞と動詞の活用が困難な患者がいるものと思われる。たとえば神尾昭雄氏が記している患者は、つぎのように発話している。

・猫　エサ　もらい

この患者は、「猫がエサをもらいました」か「猫がエサをもらう（もらった）」と言いたかったのだと推測されるが、格助詞の「か」「を」が抜け、助動詞「ます」が抜けたか動詞の活用語尾を間違えているかである。

また数を数えるときの助数詞の問題、たとえば助数詞「本」の発音がいつも「ほん」ではなく、前に来る数によって「一本、二本、三本、…」のように「ぽん、ほん、ぼん」と変わるが、こうした形態音韻レベルでの障害もほとんど検討されてこなかった。今後の研究待ちである。

■ブローカ失語は仮名が苦手

前述のように、ブローカ失語症例は一般に、漢字にも障害があるが、仮名の障害が目立つ。仮名文字の読み書きができないと、実生活上では何かと不便である。仮名が書ければ、発音が困難でも、字で表現できる。仮名の読み書き困難に対しては、どのような訓練をするのだろうか。仮名文字をやみくもに読み、書く練習をしても、仮名の読み書きは改善しない。実は音声で/sakana/と言って「さかな」と仮名文字を書く訓練を重ねていくと、患者は書けるようになる。仮名単語を書けるということは「さ」も「か」も「な」も書けるようになったと思うかもしれない。ところが/sa/と言って、仮名文字を書くよう促しても書けない。なぜか。患者は/sakana/が三つのモーラ/sa/ /ka/ /na/からなり、それぞれのモーラが三つの仮名文字「さ」「か」「な」に対応しているとは認識していないからである。どう認識しているかというと、漢字の「魚」と同様に、仮名三文字「さかな」が分割できない一つの文字だと認識しているようなのである。

この現象はどうして起こるのだろう。ブローカ失語の患者では、/sakana/という音声は、三つの別々のモーラの系列だと認識できない、音韻意識の障害が根本にあるからだ。それでは日本語の単語がモーラの系列からなり、かつ、/sa/→「さ」、/ka/→「か」、/na/→「な」のように、それぞれの仮名文字に対応することを学んでもらうにはどうすれば良いのだろうか。それには、まず音韻意識の訓練を行う。口頭で単語を言い、

① その単語が何モーラからなるかを把握してもらう。たとえば、おはじきを目の前に置いておき、モーラ数に等しい数のおはじきを並べてもらう。/sakana/なら、おはじき三個である。この課題をいろいろなモーラ数の単語について行い、ある程度の成績に達するまで訓練を行う。次は単語を聞いて、

② その単語に、あるモーラが含まれるかどうかを尋ねる。たとえば、/sakana/に/na/が含まれるか、あるいは/re/が含まれるか否かを判断してもらう。これがあるレベルまで達したら、

③ /na/が何番目にあるかを同定させる。/sakana/なら、「三番目」が正解である。この課題がある程度できるようになったら、やっと文字の訓練に移るが、この段階でも/sa/とい

う音声を聞いて、「さ」という仮名文字を想起することは患者にとってはきわめて難しい。

④　そこで音声/sa/と仮名文字「さ」の間に、意味のある単語を媒介させる訓練を行う。たとえば/sa/の場合なら、/sa/で始まるキー・ワードを決める。そのためには患者の思い出しやすい単語を選んで貰う。たとえば/sa/に対して「さくら」、/ka/に対して「からす」、/na/には「なし」といったキー・ワードを選んで貰う。そしてそれらのペアを記憶し、モーラを聞いたら媒介単語を想起できるようになるまで訓練する。その上で、文字を書く訓練を行う。

⑤　/sa/を聞いたら、患者はキー・ワード「さくら」を想起し、/sakura/と言いながら、「さ」という文字を書く訓練をする。つまり/sa/→「さくら」→「さ」という三ステップの連鎖を確立する。間に単語を媒介させないと、患者は「さ」を想起できない。モーラ「さ」で始まる特定の実在語の想起にも障害がないわけではないが訓練により可能になるので、媒介語の語彙情報ないし意味情報を想起し、そこから仮名文字を想起する。

患者は訓練初期には媒介語を口に出しながら仮名文字を書く。非常に時間のかかるプロセスであるが、段々に媒介語を口にしなくなるという。このプロセスをすべての仮名文字について行う。気の遠くなるような訓練である。しかし、この方法は現在のところブローカ失語の仮名文字障害に対する最も有効な訓練法であるようだ。

■ウェルニッケ失語

左半球の後方にある左上側頭回後部、つまり一二一頁に示した図6のウェルニッケ野に損傷があると、発話は流暢だがことばを聞いて理解することが困難な「ウェルニッケ失語」が出現する。理解が困難なのは聴力の低下が原因ではない。話しかけられると、何を言われたのかわからなかったという表情で、「突然言われちゃったなあ」などと答えたりする。聞こえてはいるが、相手の言っていることがわからないのである。一般に文字言語の理解も良くないが、まれに、書かれた単語や文の理解が音声言語の理解と不釣り合いに良いことがある。ことばの受容に障害があるため復唱は困難であり、その他にも喚語困難、短期記憶の障害がある。発話は、ブローカ失語のように苦労して発話している感じはなく、むしろ良くしゃべる。ジャーゴン発話といって、非常に流暢だが何を言っているのか全くわからない場合もある。ジャーゴン発話を二例上げておく。カギカッコ内は言語聴覚士の発話である。

・前　してました　からね。そのときはね、もう「何をしてたんですか?」ウィスキーとか、ビールとか、ウィスキーをね、しょっちゅう　のみっぱなし　いってましたから、それがいなくなりましたからね だいじょうぶに なったと 思いますけれども、「そんなに良く飲んでたんですか？」もう ほとんど 毎日です。

・たまたま こう ひょっこり ひむらしてね　え それでわね ゆうかあだ うちの であんかえ あ でんあ するんじゃないない　あれ せんだ いうそんところで あった　せったんですよ

最初の発話例のほうが名詞、動詞、形容詞などの内容語も、助詞、助動詞、動詞の活用語尾などの機能語も崩れていないので、何となく言っていることは推測がつく。二例目の発話は、内容語が崩れてしまっているが、機能語の方は何とか判別がつくことが少なからずある。意味はほとんどわからないが、読んでも日本語らしくとれると思う。実際の発話ではアクセントやイントネーションがつくので、もっと日本語らしく聞こえる。機能語はいわば文の骨格みたいなもので、機能語がしっかりしていれば、内容語がジャーゴン化しても日本語らしく聞こえるのかもしれない。

ジャーゴン発話の失語症例は、いったん話し始めると、なかなか話をやめない。理解が良くないので、会話相手が遮るようなことを言っても、話をやめることが少ない。

ウェルニッケ失語にも文法障害がある。以前はブローカ失語とは異なるタイプの文法障害であると言われていたが、最近は「失文法」にくくられている。日本語話者のウェルニッケ失語における失文法については十分に調べられていない。

■その他の失語症

失語症にはほかにもいろいろなタイプがある。理解、発話の良好さに比べると復唱が困難な「伝導失語」、聴覚的な理解は良くないが、発話は流暢で、復唱が良好な「超皮質性感覚失語」、自発的な発話は顕著に少ないが、理解は比較的良く、かつ復唱も良い「超皮質性運動失語」、発話も理解も良好だが、内容語の想起が困難な失名詞（失名辞）失語などがある。

失語症は、ほとんどの場合、脳梗塞や脳出血により発症するが、一般に進行性ではなく、認知症のようなエピソード記憶障害や見当識障害などの認知機能の障害を併発することはそう多くない。私たちは生活する上で非常に多くのことをことばに依存しているので、ことばの障害は生活に多大な影響を及ぼす。失語症の言語訓練は言語聴覚士が行う。適切な言語訓練を行えば、失語症患者の言語能力は徐々にではあるが着実に上がっていく。しかし軽度の失語症であっても言語能力が元の健常な状態にまで回復することはまれである。

失語症の診断や言語訓練は、成人の言語障害を専門とする言語聴覚士に行ってもらうことをお薦めする。成人の言語障害を専門とする言語聴覚士は、多くの場合、病院のリハビリテーション科に所属している。耳鼻科や神経内科、脳神経外科に所属している場合もある。開業も可能になったが、いまのところその数はきわめて少ない。失語症と紛らわしい疾患が少なからずあるので、成人の言語障害が専門の言語聴覚士や、言語障害に「明るい」医師に診てもらうことが大切である。

9

脳の損傷によるコミュニケーション障害(2)——認知症

認知症の出現率は年齢と共に増加する。出現率は統計により異なるが、六五歳以上の全高齢者における認知症の出現率は一〇パーセント弱である。六五–六九歳では二パーセント未満にすぎないが、年齢が高くなるに従い出現率は急激に上昇して、八五歳以上では三〇パーセント近くにもなる。つまり三人に一人か、四人に一人は認知症になってしまう。全体的には女性の出現率が高いようである。

アルツハイマー型老年認知症

認知症を来す原因疾患のうち、最多のものは「アルツハイマー病」と「脳血管性認知症」である。アルツハイマー病は進行性の変性疾患で、加齢にともなって出現率が増加する。六五歳以降に発症するものを「アルツハイマー型老年認知症」（SDAT : Senile Dementia of Alzheimer Type）ないし「老年認知症」と呼ぶ。六五歳以前に発症するものをアルツハイマー型認知症（AD : Alzheimer's Disease）と呼んでいる。一般に若年で発症するアルツハイマー型認知症の方が進行は早く、症状も激しい。わが国ではつい最近まで脳血管性認知症の方が多かったが、徐々にアルツハイマー型老年認知症が増え、いまでは欧米諸国同様、こちらの方が多くなっている。アルツハイマー型老年認知症は女性に多い。

アルツハイマー病では、エピソード記憶すなわち自分や自分の周りで起きたことに関する記憶の障害が非常に初期からあらわれる。海馬やその近傍でβアミロイドの付着が起き、エピソード記憶に関与する海馬の機能が低下するためである。認知症外来に物忘れ外来と銘打ったところが多いのはこのためである。病変は徐々に側頭葉・頭頂葉へも広がり、さらには前頭葉にも広がっていく。病変部位の神経細胞にはβアミロイドが付着したり、τタンパクが沈着するが、なぜこれらのタンパク質が出現するのかは十分にはわかっていない。やがてこれらの神経細胞は死滅し、脳は萎縮し始める。

第2章で述べたように、健常な人の物忘れは、昨日の夕食の献立を思い出せないといったものだが、アルツハイマー病例では、食事の献立どころか、食べたこと自体を忘れていることが多い。そのためご飯を食べたのに、ご飯まだ？　とたずねたりする。また短い新聞記事を聞いてもらい、直後と五分後、三〇分後に覚えていることを話してもらうと、直後にはアルツハイマー型老年認知症患者も新聞記事の内容をある程度思い出すことができる。しかし、五分後、三〇分後になると、新聞記事の話を聞いたこと自体を思い出せない人が大多数となる。ほんの五分前に起こったことをきれいさっぱり忘れているのである。このような病状に初めて遭遇すると驚く。こうした現象は健常高齢者では見られない。

軽度のアルツハイマー病では、記憶障害がさらに進み、家に帰る道がわからなくなったり、お金の計算が出来なくなり、家事などに時間がかかるようになる。それまで特に困難もなく行っていた料理、掃除、洗濯などの家事のほか、旅行、買い物、家計の管理、計算などの日常的な活動が困難になる。注意力も低下してくる。あることを実行するために計画を立て、それにもとづいて物事を実行していくことが困難になり、怒りっぽくなったりする。また今までやっていた趣味に興味を示さなくなり、うつ状態や性格の変化が起きたりする。しかし末期にいたるまで運動障害は見られないことが多い。

この段階になるとアルツハイマー病の診断が可能となることが多い。見当識の障害も現れ、日付が大幅にずれたり、自分のいる場所がどこかわからないなどの障害が現れる。ただし健常者でもわずかな日付の間違いならある。退職した人は、ほぼ毎日家にいることが少なくないと思うが、勤めていないと月や曜日はわかっても、日にちはすぐわからなくなるし、年齢を一、二歳間違うことは健常者でも珍しくない。しかし自宅から出たところで自分がいる場所がわからなくなることは健常高齢者ではない。

ことばに関しては、ことばを喚起することの障害である喚語困難が生じる。人や物の名前が出にくくなる。初期には軽度であり、健常高齢者と変わらないように見える。頻度の高い単語は言えても、低頻度語を言うことが困難だったりする。腕時計を指して名前を言ってもらうと、腕時計とは言えても、（長短）針や文字盤、竜頭の命名が困難だったりする。動物名や「か」で始まる単語を決められた時間内に列挙する語想起課題も困難になり、少しの単語しか言えなくなる。話をしているときでも単語が出て来なくて、回りくどい説明をしたり、身振り手振りをいれたりする。発話自体は流暢である。

中等度になると、言語や推論、感覚情報の処理、思考が困難になり、記憶障害はさらに顕著となる。家族や友人が誰だかわからなくなり、新たな事柄を覚えられなくなり、健常者には簡単な調理、着衣などの手順を踏んで行う行為が困難になる。そして幻覚やもの盗られ妄想などが出現し、衝動的な行動が見られるようになる。

重度になると寡黙になり、コミュニケーションもとれなくなり、他人の介助なしには生活できなくなる。遂にはほぼ寝たきりの状態になり、無言、無動となったりする。この時期にはβアミロイドやτタンパクは脳のあらゆる場所にあらわれ、脳の萎縮が顕著になる。

脳血管性認知症

脳血管性認知症は脳血管障害が原因で起こる。こちらは男性に多い。脳の血管が詰まる梗塞が脳のいろいろな場所に多発性に生じる。梗塞が生じると、そこから先にある神経細胞に血液が供給されなくなり、酸素や栄養が行き渡らなくなる。そのため脳細胞が損傷を受け、その部位が司っていた機能が障害を受ける。

脳出血が原因となることもある。脳血管性認知症の症状はアルツハイマー型老年認知症と類似するが、行動異常の出現する割合は若干少ないようである。梗塞や出血の部位がどこにあるかにより、さまざまな認知機能の障害や運動機能の障害が出現する。アルツハイマー型認知症とは異なり、初期から運動系の障害、歩行障害が出たりする。脳血管障害が再発すると症状は段階的に進行する。脳血管障害を予防する治療（血圧や糖尿病のコントロールなど）を適切に行えば、進行を止めることができると言われている。

レビー小体型認知症

認知症を引き起こす疾患で現在三番目に多いと言われているのは、レビー小体型認知症で、進行性の変性疾患である。脳幹には黒質や青斑核と呼ばれるところがある。黒質は、運動制御を行う基底核にドーパミンという伝達物質を送り、青斑核は神経伝達物質のノルアドレナリンを神経細胞内に含んでいる。パーキンソン病では、これらの部位の神経細胞にレビー小体と呼ばれる物質が溜まって神経細胞が脱落し、振戦（震え）や小刻み歩行、体のバランス障害のほか、筋が収縮した状態になる固縮などが起こる。パーキンソン病ではレビー小体の出現する主な部位は黒質や青斑核であるが、レビー小体型認知症では大脳皮質にも分布する。その結果、皮質が障害を受けて認知症が現れる。症状は記憶障害のみならず、初期から幻覚、なかでも幻視があること、さらに気分・態度が大きく変動することが特徴的である。そのほかパーキンソン病にみられる運動障害や、アルツハイマー型認知症にみられるような認知機能の障害が出現するので、パーキンソン病やアルツハイマー型認知症との鑑別が難しいと言われている。

意味認知症——意味記憶の障害

最近になり意味認知症という、そう頻繁には見られない認知症が注目されている。これも進行性の変性疾患である。原因はやはり不明だが、脳の萎縮は両側側頭葉先端部（側頭極）から始まり、徐々に側頭葉外側部後方に広がり、前頭葉下部にも広がっていく（部位は一二一頁図

6参照)。萎縮は一般に言語野のある左側頭葉の方が大きい。萎縮部位にはある物質(ユビキチン陽性封入体)が存在している。

意味認知症においては意味記憶が障害を受けるが、通常、言語野のある左側頭葉の萎縮が大きいため、ことばの意味だけが失われたような印象を受ける。また、患者は初期には喚語困難を訴える。しかし徐々にことば以外の意味にも障害が現れ、全般的な意味記憶の障害であることが明らかになっていく。海馬のある側頭葉内側面は、初めのうちは比較的保たれているため、エピソード記憶は少なくとも初期には保たれている。この点はエピソード記憶が初期から障害を受け、意味記憶が保たれているアルツハイマー型認知症とは対照的である。また意味認知症の患者が朝起きてから寝るまでの一日の行動は、パタン化されていてこれを日々繰り返す。

意味認知症の患者は意味が失われるので、きわめて特異な障害パタンを示す。「血圧はどうですか?」などと聞くと、「血圧って何ですか?」といった特徴的な聞き返しがある。これだけならことばの意味だけがわからないとも解釈できるが、徐々に物事の意味もわからないことが明らかになる。初期には、馬や羊などの絵を正しく馬や羊とネーミング(呼称)できるが、進行に伴い、馬や羊のどちらに対しても犬と答えたりする。患者にとって四つ足の典型と思われる動物の名称を言うようになる。

白鳥の絵を見せて模写してもらうと、ふつうの白鳥の絵を描く。次に白鳥の絵を隠し、直後に描画させる。さらに何か別の課題をさせた後に白鳥を描かせると、時間が経つにつれて白鳥の足の数が増え、ついには四本足の白鳥を描いたりする。白鳥は動物であり、動物の典型的なものは四つ足だからと考えられる。過度の般化が起こるのである。しかし、その一方で自分が使っている時計は時計と言えるが、自分のではない形の異なる別の時計を見せて何かを問うと、わからなかったりする。過度の般化とは逆の過度の個別化も生じる。

そのほかにも認知症を引き起こす疾患はいくつかある。多くは進行性の変性疾患であるが、なかには治療可能なものもあるので、早めに専門医に診てもらうことが大事である。

認知機能を維持し高めるには

認知症の発症メカニズムはよくわかっていない。したがって認知症の治療法や、生物学的ないし医学的な観点からの予防法もよくわかっていない。しかし多くの人の健康状態や食事、日常の活動、運動などの生活パタンや、経済状態などを調査し、認知能力を維持し、高めるにはどんな方法があるのかはある程度、明らかになりつつある。以下ではその方法について述べよう。認知機能や身体状態を維持し、さらには高めることができれば、認知症にかかりにくくなり、認知症の発症を遅らせることが期待できる。

■認知トレーニング

高齢者に記憶などの認知機能をトレーニングすれば、認知能力の加齢変化は防げるのだろうか。このタイプの研究の大規模なものは、残念ながら日本には見当たらず、欧米に多い。

三千人近い六五歳以上の高齢者に、記憶（単語のリストや系列、物語のあらすじや細部などを思い出させる課題）、推論（文字や数字の並びのパタンや、処方された薬の服用、旅行の計画に関する課題）、処理速度（コンピュータ画面に短時間呈示される特定の情報を干渉刺激のある条件下で探索する課題）のいずれか一つのトレーニングを行ってもらった研究がある。この研究では訓練を行う群に対しては、一回一時間ほどのトレーニングを五、六週にわたって一〇回行い、訓練を行っていない群との比較を行っている。その結果によると、認知トレーニングを行うと高齢者の認知能力は改善し、その効果は二年後にも認められた。しかしトレーニングの効果は、訓練していない日常場面の課題、たとえば記憶なら買い物リストを覚えるなどのことに波及することはなかった。つまり般化は見られなかったが、その理由の一部は、リストを覚えるなどの日常での課題の成績がもともと高すぎて、良くなりようがないからとしている。さらに記憶訓練をした群では推論や処理速度は改善しないなど、三種の認知訓練のそれぞれは他の課題には般化しなかったとされている。

別の研究では、ビデオゲームをしたことのない二〇人の高齢者にRON（Rise Of Nations）

というビデオゲームを七、八週にわたって計二三・五時間行わせ、実行機能を訓練した。RONは、画面に敵が出てきたらすかさず撃つといった単純なゲームではなく、新しく街を作る、インフラを整備する、領土を増やすなどをするゲームで、目的達成の道筋は幾通りもある。すなわち目的達成のための方略を自分で考え、そのための計画を立て、いくつもの事柄を同時に実行していく必要がある。訓練前、中、後に一〇種の認知機能を測定し、非訓練群二〇人の成績と比較した。認知機能の検査は大きく分けて二種ある。一つは実行制御課題で、たとえばある数字が画面に呈示され、その数が偶数か奇数か、そして五より大きいか小さいかをボタンを押して判断するが、画面の色が青かピンクかで押す指を変える課題など六種である。この種の課題では具体的にどう反応するべきかは、刺激が呈示されるまでわからない。残る四つは視空間注意課題と呼ばれ、たとえば画面に呈示された点の数をできるだけ早く答える課題であり、どう反応するべきかは刺激が呈示される前からわかっている。この訓練の結果わかったことは、訓練群はビデオゲームの成績が訓練後には改善するのみならず、訓練効果が実行制御課題の四課題、および視空間注意課題の一課題で認められた。つまり般化が見られたのである。

これらの研究結果からわかったことは、次のようなことである。個別的な認知機能のトレーニング効果は限定的であって、訓練した認知機能だけが改善する。これに対して、実行機能を訓練すると、訓練していない実行機能を含む課題にも効果が現れるし、個別の認知機能にも効果が現れる。ただし個別の認知機能に対する般化は少ない。興味深いのは実行制御課題にはレーブン色彩マトリックス検査と呼ばれる（非言語性の）知能検査があり、その成績にも訓練効果が現れている。第1章で横断的に見ると若者は高齢者より知能が高いと述べたが、やはりゲームなどの影響があることが示唆される。

高齢者が日常行っている認知的活動と、認知症の発症率との関係を調べた研究もある。これによると、重要なことは、高齢者が過去から現在の日常生活においてどれだけ頻繁に、新聞を読む、チェスなどのゲームをする、図書館に行く、観劇に出かける、などの認知的活動を行っていたかであるという。頻繁に認知活動を行っている高齢者は、認知能力の低下が遅い。その結果、認知症や軽度に認知機能が低下する軽度認知機能障害（MCI：Mild Cognitive Impairment）の発症も遅れるという。

特別な認知トレーニングや最近はやりの脳トレなどを行わなくても、新聞、雑誌、書物を読んだりすることでも認知機能は保たれるようだ。

■エクササイズ――身体のトレーニング

身体のトレーニングにはどんな効果があるのだろう。効果は直接的でもあり、間接的でもある。直接的な効果としては、見かけは無理にしても、心肺機能、筋力などが改善する。エクササイズが心肺機能を向上させ、糖尿病や骨粗鬆症のみならず、ガンのリスクも下げることを示した研究は多い。間接的な効果は何だろう。

①エクササイズは、身体機能のみならず認知機能も改善させる

過去一年、あるいは数年〜二〇年くらい前に行っていた運動や余暇活動の頻度、量と、調査時点ないし調査時点から数年後の認知能力の変化の関係を調べた研究はいくつかある。その中に、一八〇〇〇人強の七〇歳以上の女性看護師を対象に、二年間、日常的に行っていた運動の量と、認知機能の変化の関係を質問紙により調べた研究がある。運動に関しては、ランニング、ジョギング、ウォーキング、ハイキング、テニス、水泳、自転車、エアロビクスなどの実施時間や速度、頻度をたずね、歩くときの速さ（一時間に一マイル〜四マイル）や一日に登り降りする階段数などについてもたずねる。これらにもとづき看護師を運動の強度に関して五群に分けている。認知能力に関しては、簡易知能検査、短い文を聞いて直後の再生とある時間後の再生、一分間での動物名の想起、数列の逆順での再生を用いて評価した。

その結果、運動を行っている人は、認知機能の加齢変化が少ないことが明らかになった。また運動をしている人は、身体面のみならず、なんと認知機能までもが改善し、そのうえ認知症になる確率が低いという。運動強度が強い人ほど、認知機能が保たれるという。

別の研究では、中年のときに運動していると、加齢による認知機能の低下を防ぐことができるが、その後、運動をやめてしまうと、それまでの蓄えがなくなって、認知機能は維持されなくなる。しかし、若い時からでなく中年になってから運動を始めた場合でも、認知機能を維持する効果はあるらしいことが示された。運動の効果は、やはり弱めのものよりは，汗をかくほどの強めのものの方が大きい。歩くのであれば、長時間歩く方が、また歩くよりエアロビクスなどのより強めの運動を週に何度かする方が効果は大きい。

太極拳の効果に関する研究もあり、太極拳、ダンス・テニスなど、あるいは両方を行っている三群について比較し、両方を行っている群がもっとも記憶の成績が良いが、太極拳だけでも記憶の保持の成績が良いことが示されている。

②エアロビクス　――脳の容積まで増える

高齢者（年齢は六〇～七九歳）に一回あたり一時間のエアロビクスを週に三回の頻度で行ってもらい、これを六か月間続け、脳の容積を調べた研究がある。脳の容積は先に述べたVBMを用いて行っている。すなわち脳のMRI画像をVBMというソフトウェアで解析し、脳の容積の増減部位を見出す。実験参加者は六〇人弱と少ないが、半数はエアロビクス、残りの半数はストレッチと脂肪を落とし体を引き締める運動（toning：トーニング）を行った統制群である。

脳の容積の比較はエアロビクス実施群と統制群とで行った。その結果によると、エアロビクス実施群は左上側頭回、右下前頭回と帯状回前部／補足運動野において灰白質（皮質）の容積増加が見られ、さらに左右の大脳半球をつなぐ脳梁前部において白質（神経と神経をつなぐ繊維）の容積増加が認められた。帯状回／補足運動野は運動に関与する領域と思われる。また、脳梁前部は左右前頭葉の情報伝達路であり、この部位の容積増加もエアロビクスによるものであろう。著者らは、左上側頭回は長期記憶に関与するという。右下前頭回は抑制機能や知能に関連し、この部位が損傷を受けると統合失調症などの深刻な病気を引き起こすという。左上側頭回と右下前頭回の機能についてはいろいろな説があると思うが、脳の容積増加が認められたことは喜ばしい。

アルツハイマー型老年認知症においてβアミロイドが沈着する部位や、脳血管性認知症において梗塞が多く出現する部位は、脳の血管（前／中／後大脳動脈）の支配領域の最下流（末梢）域に多いように見える。末梢の血管は細い。そのうえ血管に動脈硬化など何らかの異常が生じれば、血液の循環が妨げられる。脳内における血液の循環の悪さが影響を与えているのかもしれない。エクササイズにより血液の循環が改善・維持されれば、認知機能が保持、改善される可能性がある。また血液の循環を妨げる動脈硬化の原因には高血圧や脂質異常などがある。予防のためには適度な運動や食事内容が大事なようである。過度の肉食や油のとり過ぎを避け、魚や黄緑色野菜、果物、乳製品などをとることが大事なようだ。たばこは当然いけない。うれしいことにアルコールはワインならグラス一杯、ビールなら三五〇cc程度であれば飲む方が健康に良いという。もちろん飲み過ぎは良くない。なかでもワインは良いらしいが、ワインを飲む人は経済的に豊かで知的な人が多く、これが健康ひいては認知機能の維持改善に貢献している可能性はある。また、前述のようにエクササイズは心肺機能を向上させ、糖尿病や骨粗鬆症のみならず、ガンのリスクを下げるが、これらの疾患は認知機能を低下させることがわかっている。

エクササイズは、直接的には心肺機能や身体機能を改善し、間接的には認知機能を維持・改善する効果があり、脳の前頭、側頭領域の容積を増やす効果があるようだ。

身体が基本――頭ばかりでも…

エアロビクス、ウォーキング、ジョギング、軽いハイキング、水中歩行、水泳などの有酸素運動が心肺機能のみならず、認知機能の維持、改善にも効果があるなら、やらない手はないかもしれない。エアロビクスなら近くにスポーツ・ジムがあれば、そこに行くのが手っ取り早いだろう。平日の夕方までなら割引があるところが多い。ウォーキングやジョギングをしている人はよく見かけるが、最初はトレーナーに注意点などを聞いておくと良いだろう。水泳は最近、若年者には不人気らしく、スポーツ・ジムのプールは高齢者しかいないと言っても過言ではない。彼らが黙々と水中歩行を行っている姿は求道者に見えなくもない。一人で水中歩行などの単純な運動を続けるには強靱な意志が必要に思える。水中歩行自体が楽しい人はそういないだろうから、友人などと一緒に行うと長続きするのかもしれない。ハイキングも高齢者の世界だ。最近でこそ山ガールと呼ばれる人たちが増えたそうだが、おそらく都会から近い低山でのことだろう。いまのところ山で出会うのはほとんどが単独行の高齢男性か、高齢の夫婦、あるいは高齢者の団体である。ハイキングに行くような高齢者は健康に問題ない人が多いためか、にぎやかで楽しげである。

しかし運動が困難な場合もあるだろう。運動以外にも脳血流を増加させる方法はある。話す、読む、書く、外国語学習、将棋・囲碁などのゲーム、新しいことを学ぶ、かって習ったことを再学習する、あるいはもう少し楽な旅行や、園芸・自家菜園が好きなら花や野菜を育てることなど。これらの趣味にいそしむことは立派な認知トレーニングである。

このほか他人との交流もまた認知機能の維持・改善や、認知症のリスク低減に関連があることがわかっている。ボランティア活動を行っている人、書道、俳句、合唱、テニス、ハイキングなどのサークル活動を行うなどして多くの人と積極的に接している人、あるいは自分が属している集団以外とも交流のある人は、認知症になる確率が低いと言われている。これらに加え、配偶者の有無など人的、社会的ネットワークが大きいほど認知症のリスクが減少するという。

しかしながら他人と一緒にいることを好まない人もいる。私もそうだが、そういう人は無理してまで他人と行動する必要はないと思う。もともと他人と一緒にいることに慣れていないから、何かと気を遣うであろうし、気を遣った割には充足感もなく、疲れと自己嫌悪からストレスだけが残ったりする。そうまでして他人と行動を共にする必要はないのではないだろうか。高齢期において心理的負担を増やすことは薦められない。ストレスが増えると認知機能の低下や、認知症発症のリスクが増加する。テニスや合唱は一人では出来ないが、一人でも出来ることはたくさんある。スポーツ・ジムも多くは一人で行う。それにいまはインターネットからいくらでも情報を得ることができる。一人で好きなことを積極的に楽しむ気概をもてれば、それでいいのではないだろうか。

長寿や認知症予防に良いと世に推奨されていることをすべて取り入れて実行していたら、修行僧だか修験者のような相当にきつい生活になってしまう。ステーキや揚げ物などが大好きで、酒を好み、外出が嫌いで非社交的な人なぞは、自分の好きなことがほぼすべて非推奨事項で、最初からやる気をなくすかもしれない。しかし物事はそう厳密に考える必要もない。いままでの研究からわかったことに多少とも興味がもてるなら、ポイントだけを押さえ、あとは適当に息抜き・手抜きをすれば良いだろう。

エクササイズが有効だとの研究に関しては反論もあるだろう。エクササイズを行う人は、人生に積極的で、経済的にも余裕のある人が多そうである。そうした人はふだんから健康に関心があり注意を払っているから、結果として認知機能が維持され、認知症のリスクが低いのかもしれない。ライフスタイルの違いが関連している可能性は否定できない。しかし退職したあと運動を何もしなければ、筋力はたちどころに衰え、階段の上り下りや、畳に座った状態から立ち上がるのすら大変になる。短時間でも同じ姿勢をしていると、背骨や関節が固まったような状態になり、姿勢を変えるときに軽い痛みが走ったりする。運動を行えばこのような状態から抜け出せる確率が高まる。またエクササイズに関心を持つようになれば、自然に健康への関心が高まり、身体にも認知機能にも好影響を与えるだろう。

10 ことばとコミュニケーションのエイジング——おわりに

前章までは、主としてことばによるコミュニケーション・プロセスの基本的な側面と、それがエイジングによりどのような影響を受けるのかについて述べてきた。

ことばにはいろいろな側面がある。その中の一つは、ことばがコミュニケーションの重要な道具であることだ。重要な道具ではあるが、コミュニケーションには、ことば以外にも非常に多くの要因が絡んでいる。ことばにまったく問題がなくても、コミュニケーションの意志がなければ何も始まらない。意志があっても、どのような表現が相手にどのような影響を与えるのかを知っていないと困るだろう。会話相手の性別、年齢、表情、態度、社会的地位、相互の関係、方言、などなどがコミュニケーションに多大な影響を与える。こうしたことは客観的な扱いが難しい領域であり、手短に述べるのは困難な領域である。

そこで本章では、今までの内容には必ずしもこだわらず、主観に充ち満ちた私見を記し、本書を終わることにしたい。ここからはいわば随筆のようなものである。このことをまずお断りしておきたい。

ことばの老眼

高齢になると認知症などの病的加齢に苦しむ人が増加するが、多くの高齢者は健常なエイジングの道をたどる。前章までに述べたように健常加齢の範囲内であれば、コミュニケーションに支障を来すほど言語の基礎的能力が低下することはない。健常なエイジングで頻繁に遭遇するのは、人の名前や、ものの名前が出て来ない喚語困難だろう。人名や単語が出てこなければ会話はそこで停滞するし、話し手は恥ずかしい思いをし、聞く方はもどかしい。特に知人と話しているときにその人の名前が出て来ないと、焦るし困惑する。ほんの少し前までその人の名前を言っていたのに、ある瞬間、突然、出て来なくなったりする。そのような折に「あなた、名前はなんでしたっけ」とはちょっと聞きにくい。

しかし少し落ち着いて考えれば、人名や単語が出にくくなるのは高齢になれば誰にでも起こるふつうの現象である。相手の名前が出ないのは自らの怠慢や悪意があってのことではないのだから、加齢にともなう喚語困難のことを正直に話してしまうのも手である。無知な人には、認知症の始まりと思われるかもしれないが、気にすることはない。健常な人であっても加齢によりこれこれこういう変化が起こることがあって、自分もそうなってきたと言えばよい。高齢になって老眼を恥じる人はいないだろう。喚語困難は、いわばことばの老眼ではないだろうか。

その場にいない人の名前が出て来ない場合や、のどまで出かかっている単語については、職業、住んでいる所を言ったり、あるいは普通名詞ならその語の関連語を言ったり、定義を述べたりすれば、聞いている方はある程度の見当がつくだろうし、その語を言ってくれたりする。

春のある日、散歩をしていたら、木蓮が咲いていた。その「木蓮」が出て来なかった。木蓮に似た「コブシ」の方は出てくるのだが、どうしても木蓮が出てこない。こういうときはどうにも落ち着かない。そのとき連れにコブシに似た白い花が咲く木で、枝を切るといい香りがする木なんだけど…と言ったら、「木蓮?」と答えが返ってきた。別の機会には、ゼラニウムが出て来なかった。似た植物のベゴニアは出てくるのにである。言うべき単語が出て来なくても、その語の関連語は出てきたりする。高齢になると人名のみならず、普通名詞もほんとうに出て来なくなる。いま、それを実感している。

公式の場での挨拶や、講演でことばが出ないのも困った事態ではあるが、あぶなそうな単語は準備の段階で書き留めておけばよいし、そのときにどうしても出て来なければ、その場にいる人達に聞けばよいだけのことだ。ことばの基礎的側面には年齢の影響は出るが、健常範囲である限り、それが原因で会話やコミュニケーションが成立しなくなることはない。

ことばの効用

ことばの基礎的側面が健常であっても、コミュニケーションの意欲ないし意志がなければコミュニケーションは始まらない。無口な夫がいて、家で話すことは「風呂、飯、寝る」だけなら会話は弾まない。いまどき映画やドラマの中の笠智衆か高倉健のような人物が実際にいるのかどうかは知らないが、そのような人は、妻とのコミュニケーションの意志だか意欲がないのかもしれない。

最近、「以心伝心」ということわざを聞かなくなった。死語になりつつあるのだろう。いまは何事もことばにしないといけないと言われる時代のようだ。当事者でもないのに、自分達に対する謝罪を異常なまでに要求するマスコミの記者が言う「謝罪のことばがない」とか、あるいは巷でよく聞く「あいさつは（人生の）基本」などはその典型例だろう。謝罪のことばより、実際の態度や振る舞いの方がずっと雄弁であるように思われる。またあいさつは置かれた状況によっては必要と思うが、都市部の集合住宅などでは住人同士があいさつしないことが多い。都市部の住民は、他者との接触の煩わしさを嫌う傾向がある。新潟市のように東京ほど都市化しているように見えないところでもそうである。ただ地域性もあるようで、関西の人は、関東の人に比べると、コミュニケーションや人間関係が密に見える。東京などの居酒屋で関西の人が集まっているテーブルはにぎやかである。しかし関西でも関東でも、かっての農漁村、山村のような濃密な人間関係をもった社会に逆戻りすることはありえないだろう。こんなことは社会学の人にとっては常識だろうが。

私は、ことばにすることに無頓着な方だが、最近になり、ことばで表すことに御利益があるらしいと知った。朝食の後からは、私が家事（もどき）を担当するが、食器洗いをしているときに、連れが何も言わずに出勤の準備に精を出していたりすると、かそけきものではあるが、まれに不快感のような感情が湧きかかることがある。家事をするようになってから日が浅いので、おそらく何も考えずに手が動くところまでは到っていない。だから心理的負担が大きく、つらいと潜在的に感じているので「……」と思うのかもしれない。

家事を担当することに関する私の認識は、多分に後知恵的だが、以下のようなものである。相方はまだ働いている。朝、出ていって、帰ってくるのは八時すぎだ。収入も得ている。そのおかげで、つましい羊飼いのような食事とはいえ日に三度ありつけ、ビールすら飲むことができる。おまけに、ときには国内外へ旅行することもできる。理想としていた髪結いの亭主である。高望みせず、小さな事に満足している状態、すなわち『新明解国語辞典』がいうところの幸福というやつである。勤めと二人所帯の家事を比較したら、どう考えたって家事の方が圧倒的に楽である。若くて先が長い人には、一生家事というのは耐えられない選択かもしれないが、刹那に生きる身には少しでも楽な方がいい。だから家事は当然の義務と認識している。だったら、かそけき不快感のような感情は何なのか。合点が行かない。

退屈とはいえ楽な家事を選んだ以上、相方がいようがいまいが、家事は自分が行うべき、という認識は、たぶんにロジカルに考えた結果である。この認識が日々の生活においても支配的なら良いのだが、修行が足りない悲しさ、そうはいかない。やりたくない仕事（家事）がいま目の前にあると、長いスパンで見れば自分の方が楽をしていると認識しているにもかかわらず、その状況下では、できれば機械的に平等に分担する「機械的平等分担」の原則か、可能ならやらずに済ませる方向の「分担最小化」の原則とでもいうべきものが頭をもたげてくる。これは紛争の火種となりかねない。前述の長い時間スパンでの労働分担に関する高尚な認識は、努力し意識していないとすぐに消え去る。毎日、面白いとも思えない同じようなことを延々と繰り返さなければいけない日常生活の前では、「ロジカル」は弱い。

ところが、である。急いでいるから申し訳ないけど食器お願いね、とか、ただ単にありがとうと言われるだけで、怒りのような感情は消えてしまう。日々、同じことの繰り返しで、何も言わなくてもわかっていそうでも、ことばにすることが御利益を生むことがあるようなのだ。高齢になってからこんなことに気付くようでは、先が思いやられる。先はあまりないのだが。

あらためて書くほどのことでもないが、かように、ことばは人間関係を結ぶ上で少なからぬ役割を果たす。言語機能には胎児のときからすでに性差があり、女性の方が発達しているらしい。ゲシュウィンドによれば、男性ホルモンは左大脳半球の発達を妨げるから、女性の方が左大脳半球は発達している。左脳《ひだりのう》には言語野があるから、平均的にみれば女性の方が言語機能が優れているという。

君なしには生きられない？

言語機能の性差が直接の原因かどうかはわからないが、明らかにコミュニケーション能力は女性の方が上であろう。どこかのテレビ局である実験をしていた。番組に参加してもらうということで、男性四、五人と、女性四、五人をそれぞれ別の部屋で待機させる。三〇分だか一時間の待ち時間にどのような行動をとるかを録画していた。それによると、男性と女性の行動はきわめて対照的で、男性はそれぞれそっぽを向いたりしてほとんど会話が弾まない。これに対して女性の方は、テレビ局から何と言われてここに来たのか、といった会話がすぐに始まり、待ち時間の間、ずっと喋っていた。井戸端会議といえば女性である（男性も仕事をしないでおしゃべりをしている人は多いのだが）。また、たまに温泉に行くことがあるが、地元の人や居合わせた人からいろいろな情報を得てくるのは連れの方である。男湯で知らぬ人同士が話しているのを見たことはほとんどない。

男性は、勤務先の人や知人とは話をするようだが、知らない人とコミュニケーションをとろうという意欲が、女性に比べると希薄なようである。会話の機会が少ないから当然コミュニケーションのスキルも劣るだろう。失礼な言い方だが、あの大阪のおばちゃんでさえ、コミュニケーションをとるための小道具として、アメチャンをバッグに忍ばせているという。男性は努力が足りない。

退職すれば、多くの場合、夫婦だけの生活になる。夫は勤務先の人々とは段々に疎遠になっていく。その分、近隣との付き合いが増えるかというと、そうは思えない。私が見聞した範囲では、孤立する傾向があるのは、会社や組織で高い地位にいた男性、あるいはインテリの男性に多いのではないかと思っている。

一方、女性はというと、近所の人とうまく付き合える人が多いようだ。知り合いの母親は、近くの畑を通るとき、まったく見知らぬ畑の持ち主にいつもきれいにしてますねぇ、などとあいさつし、いつの間にか仲良くなって、野菜をもらってきたりするそうだ。別の女性は、知らない人と懇意になるのが苦手な人物と勝手に思い込んでいたら、ぐずる夫をほったらかして自分だけ高齢者のサークルに加入し、社交ダンスを習ったり、グループで旅行するなど、いろいろな人と活発に交流しているという。夫に私の年金に手を出さないでね、と言っているとか。またハワイのレストランで見た中高年女性の一群は、実に威風堂々としており、その中の一人は、ウェイターを呼びつけ、日本語で「コーヒーないの？　コ・オ・ヒ・イ。わかる？」と注文していた。音声学的には、母音、子音、音節構造が日米語では異なるから、一音ずつ区切って発音しても、到底、通じるとは思えないが、すべからくこうあるべきではないだろうか。要は気合いなのかもしれない。外国に行くと、借りてきた猫状態になり、ひたすら微笑むだけの私など、爪の垢をもらいたいと心から思った。

一般に、女性の方が寿命が長く、また夫より年下だから、ふつうは夫の方が早く死ぬ。妻は一人残されても近隣や仲間がいるし、生活の技術を身に付けているから、特に困ることはないだろう。夫と死別してから時間がたつと、むしろ生き生きとしてくる人が多いと言われている。

逆の場合、つまり妻の方が先に亡くなると、残された夫は大変だろう。近隣との付き合いが希薄な上、生活の技術を身に付けていないことが多い。その状態で、突然、なにもかも自分一人で行う羽目になると、心理的負担はきわめて大きいはずだ。下着はどこ、服は？　どうやって洗濯するの？　米がない、料理のスキルもない、トイレットペーパーがない、キャッシュカードも通帳もどこにあるのかわからない、あれもない、これもない…となる。わかるのはビールが置いてあるところくらい。これでは文字通り、君なしには生きられない、になってしまう。妻に先立たれた男性は長生きしないという研究があるが、日本人男性の場合は特に頷ける。

退職サラリーマンは一般にどのような日々を送っているのだろう。私にはその平均像を知る術もないから、唯一といっていい新潟の知人から聞き出した話をつなぎ合わせ、再構成した一日を以下に再現してみる。食べ物の話が細かいが、料理やその他の家事を学びつつある私が必要に迫られて聞いているためだ。私の場合と同様、知人の妻はまだ働いているから、平均的な退職サラリーマンの生活とは若干違うかもしれない。とはいえ、遠くない将来に妻も退職するから、いまは過渡的状態であり、早晩どちらも家にいることになる。以下の文中、カッコは私の感想である。この人は自立した生活はしているが、コミュニケーションが希薄で、男性の一つの典型的な生活ではないかと思っている。

退職サラリーマンの一日

■朝

朝7時半頃に起こされる。高齢になってからはすでに目覚めていることが多い。朝食はすでにできている。大体決まったメニューで、蕪か、ジャガイモ・南瓜のスープ、それにパンにオリーブ油をつけて食べる。ベーコン・エッグが付くこともあるが、ベーコン・エッグは続きすぎるとウンザリする。それにヨーグルトと牛乳、果物などを食べる。

スープは数日分を妻か知人が作っておき、それを暖めて食べる。蕪のスープは、みじん切りのニンニクとベーコンを炒め、さらにイチョウだか半月にした蕪を炒める。油が回ったらトマトを加え、鍋に蓋をして、しばし煮る。そのあと水を加えてコンソメの素を入れて煮るだけ。蕪は冬においしくなるので、秋から冬までの定番である。

それ以外の季節はジャガイモと南瓜のスープを作る。タマネギを炒め、ジャガイモと南瓜、人参などをスライスし、レンジでチンしたあと、適当な時間煮て、そのあとミキサーにかける。鍋に戻して牛乳を加え、コンソメで味付けする。

パンは一、二週間分をまとめ買いし、冷凍しておく。パンに付けるオリーブ油は高いとか。牛乳は低温殺菌、果物はその季節に手に入るものを食べる。食べ終わるのは八時過ぎで、食器を洗うところからが知人の仕事。妻は食事のしばし後に出勤する。

この後の一〇時間近くは沈黙の時間である。テレビを点けていることが多いが。まずは洗濯をする。頻度は隔日。新潟の冬は、来る日も来る日も荒天が続き、かつ気温が低い。当然、部屋干し。一日で乾かないことが多い。室が連日連夜、洗濯物で占拠されると落ち込んでくるが、電気代を考え、乾燥機の使用は控えている。十二月から四月いっぱいくらい、この状態が続く。

新潟は自殺者が多い。冬の天候の悪さや暗さ、部屋の鬱陶しさなどが精神に悪影響を及ぼしているかもしれない。景気もずっと上向かない。

五月になり暖かい日が多くなると外に干す。一日で乾くようになると本当に嬉しくなる。天気予報を見て、晴れの予報なら夜に洗濯し外に干してしまう（男のやりそうなことだ）。

洗濯に慣れない頃は、面倒で一人でかんしゃくを起こしていた。ワイシャツだと襟や前側を伸ばしたり、飛ばされないように一番上のボタンを掛ける。外に干すときは色あせを防ぐため、裏返す。後の作業が楽になるように、脱ぐときは裏返しになるように脱ぐ。これでもまだ妻の熟練の領域からは遠いとか。妻の方は何事もあっという間に終えてしまう。面倒くささなど、感じる余裕がないと思われるほど早い。

洗濯物を取り込み、たたむのは、干すよりずっと手間がかかる。初めの頃は衣類のたたみ方など知らないから、ものすごく時間が掛かった。冬など手がガサガサに荒れるので、ナイロン製のものをひっくり返したりするとき、皮膚のガサガサが生地に引っ掛かり、鳥肌が立つほど気持ちが悪い（同感です）。しかし慣れたら、何とも思わなくなるかどうかはわからないが、心理的な負荷は軽くなるはずだと信じて耐えた。多少は慣れた今、心理的負荷は少なくなったが、「何とも思わない」という心境までは達していない。洗濯機を動かしている間、毎日ではないが部屋とトイレと風呂の掃除を行う。

一〇年ほど前まで、一人暮らしをしたことがなかった。妻がロンドンに長期滞在したとき、一人暮らしを余儀なくされた。生活のスキルを持ち合わせていないことを見抜いていた妻は、生活のイロハを書いたマニュアルを書いた。ゴミの分別と捨て方、トイレ・風呂の掃除の仕方、洗濯の仕方、洗剤のいろいろ、などなど。そのときに生活の基本スキルみたいなものを習得した。いま現在の生活パタンを続けるだけなら、一人暮らしが可能だ。しかし生活していく上で新しい便利な道具、情報などを得るのは難しそうに感じる。妻は掃除や洗濯、料理に関して新しく便利なものを見つけ出してくる。どうやってそうした知識を仕入れているのか不思議に思い、聞いた。女性の知り合いから教わるのかと思っていたら、量販店などに行ったとき、覚悟を決め時間をかけてじっくりといろいろなものを見るのだそうだ（私がヨドバシ・カメラに行っていろいろな製品を見て回るのと同じことをやってるんだ）。

■昼

昼食は、当然、自分で作る。前日の残りを食べることが多い。その場合、作るのは味噌汁程度。後はチン。

麺類も食べる。なぜか麺類は自分では作れないと、つい最近まで理由なく思い込んでいた由。やってみると簡単だった。トマトのスパゲッティかペペロンチーノ、あるいはフォーを食べる。

スパゲッティはトマト缶を使う手抜き。ニンニク、唐辛子、アンチョビ、ピクルスなどをみじんに切り、炒めてトマト缶を入れる。生のトマトがあればその方がおいしい。バジルがあれば散らす。ペペロンチーノはニンニクと唐辛子とスパゲッティのゆで汁だけだが、その分むずかしい。

フォーの最大の問題はスープの素と麺、そして香菜の確保だ。東京だったら何でも簡単に手に入るのかもしれないが、新潟ではそうはいかない。その三品をあちこち探し回る。新潟は不景気で、以前あったものが消えて、代わりに安価なものが並ぶ傾向がある。新潟にも控え目だが伊勢丹と、さらにずっと控え目な三越がある。そこですらあったりなかったりする（実に先進的食事だが、ふつうそこまでするだろうか）。

きつねうどんのようなものも作る。ただスーパーで売っているうどんは美味しくない。ラーメン風の麺を作るには、「味覇」と書いて、「ウェイパー」と読む、ちょっと高いが、何でもおいしくなる中華スープの素みたいなものがあるので、それを使う。これを使うと、何だか手を抜いたような気になるが、自分一人が食べるのに、スープから作ってはいられない。どれも一食あたりの材料費は二百円に達しない。平日、外食することはほとんどない（先が長ければきっと蔵が建つ）。

午後は、一日の最大のイベントである夕食の材料を買いに行く。自転車か、天気が悪ければ歩いて。車があると体を動かさなくなるので自分用の車は買わないでいる（新潟では車がないとつらい。特に冬が。三十分から一時間くらいの間に、天気が目まぐるしく変わり、ミゾレ、雪、雨、曇り、晴れ、とすべてを体験できる。風も強い。雪だけのときはむしろ楽だ）。

新潟では魚屋や八百屋などの個人商店がまだまだあるが、すべてが揃うスーパーに行く。魚が好きなのだが、新潟では週に二日、市場が休みなうえ、天気の悪いことが多いので、魚が手に入らないことが多い。だから肉料理が多くなる。

魚は、キスやノドグロ、サヨリ、カマスなど、刺身になる鮮度の小魚、甘エビ、ボタンエビ、シマエビなどが並んでいたが、近頃はあまり見ない。魚は自分で捌く。安いから捌いては貰えない。キスは皮が弱く、皮引きができるようになったら一人前と魚屋のお兄さんに言われた。皮が切れやすい。途中から皮引きを再開するのは至難の業だ。再開してもまた切れる。これの繰り返し。魚でもかんしゃくを起こしていた。罵りやバチ当りなことばを言うらしい。

干物も作る。美味しいが、最近は、以前のような感激も失せ、あまり作らなくなった。（虫の少ない新潟なのに）一度、干していたカマスに大きなハエが卵を産み付けたことがある。黄色い小さな卵が菊の花のように同心円状に並んでいて、きれいだったとか。もちろんそのカマスは食べた。卵を落として（……強者。日本男児！）。

魚はおろすとき手に匂いが付き、二、三回洗ってもなかなか落ちない。あるとき使い捨てのナイロン手袋を左手にはめると臭くならずに済むことがわかり、今はそうしている。調理の手間を考えると肉の方が楽だ。

（新潟は、町中でもカッコーがテレビ・アンテナに留まって鳴いていたりするし、町外れの林、原っぱなどにはキジがいる。そここにツクシが生えていて、東京に比べると自然が豊かである。それなのになぜか虫が少ない。夏に窓を開けっ放しにしていても虫が入ってくることは希である。農業県のせいか農薬に対するアレルギーが希薄なようだ。中学校の校庭の周囲に除草剤らしきものを撒いている先生を見たことがある。除草剤を撒いた形跡はあちこちでよく見る。テレビで除草剤の宣伝をやっているくらいだ。蛇足だが除雪機の宣伝もやっている）

■夜

夕食は一日の大きな楽しみのひとつだ。料理のレパートリーは徐々に増えているが、まだまだ少ない。ほとんどはテレビの料理番組とたまに料理本のレシピに頼っている。レシピを見ながら料理すると、いつまでも作り方が覚えられない。車にナビがあると、道を覚えられないのと似ている。レシピなしで作れるようにならないと、応用がきかないので、レパートリーが拡がらない。

適当な材料があれば良いのだが、ないことも多い。そのため予め献立を決めてから買い物に行く。「おしゃべりクッキング」などの料理番組のサイトでは、過去に放送されたレシピを検索できるので便利だ。素人向けとはいえ、一応、あの辻調理師学校のレシピだ。和洋中があるが、中華が好み。和と洋はどういうわけかおいしくできない。夕食作りは、段取りが悪いのか、まだ時間がかかる。だらだら作っていると、ふつうの夕食に二時間以上もかかってしまう。立ちっぱなしなので疲れる。

夕食は妻の帰る六時すぎに始まる。春はアスパラガスや空豆、それに山菜、夏〜秋は枝豆か、初茸、イグチなどのキノコと茗荷のバタ炒め、冬はアスパラ菜などから始まり、食べ終えるまでには結構時間がかかる。一時間では終わらないことが多い。飲み過ぎることも少なくない（蔵は無理かもしれない）。一〇時間ほどの沈黙はこのときに終わる。しかし堰を切って話し始めることはなく、ふつうの会話だという。

夕食後は後片付け。ときにグラスなどを割ってしまう。頂き物の高価なワイン・グラスを割ったりすると泣きたくなる。知り合いにその話をしたら、割りたくないなら、朝、洗えと言われた。翌朝ならアルコールが抜けているから、なるほどな、とは思う。そうは思うのだが、食器が朝まで残っているのは嫌なので、やはり食後に洗っている。

一日の終わりは風呂。そして就寝。寝るのは早めで、十一時くらい。

もちろん、起きている時間のすべてを、食事の準備と、なにがしかの家事と、食べ・飲むことに費やしているわけではない。八時半ないし九時過ぎから十一時半くらいまでは、家事はしない。午後は一時前から、食料調達に出かける四時くらいまでは時間が空いている。夜は食べて飲んでいるので、それに専念している。

ということは、一日に六時間くらいの空き時間がある。この間、何をしているかというと、朝は、一段落後、新聞を丁寧に読む。テレビはブラウン管のを液晶に替えてから見る時間が増えた。衛星放送が加わったのと、画質が良いためである。自然ものや紀行ものが中心。映画やドラマはほとんど見ない。途中でいやになる。高齢者の定番、勧善懲悪ものの時代劇を最後まで視聴できるようになるには、さらに修行が必要なのだそうだ。テレビを長く見るようになってから、再放送と韓流ドラマが異常に多いことがわかり、見る時間は徐々に減ってきているという。天気が良ければ自転車で外出するが、冬は寒いのと悪天候が多いので、ほとんど家から出ない。

趣味の人

知人の一日は、ざっとこのようなものだ。沈黙の時間が長いことがわかる。私の一日もさして変わらない。私の場合は汚い環境に耐性があるので、掃除を自分でしないのと、夕食開始の時間が二時間くらい遅いのが違うところだ。自由時間は、知人より多少長く、八時間ほど。紙の新聞はとうの昔にやめたから、インターネット版の新聞を斜め読みしている。一日最大の楽しみは、知人と同様、夕食とそのとき飲むビールである。そして寝る前に入浴し、寝ながら本を読む。寝る前に読むためか、アルコールが入っているからか、本の内容はあっという間に忘れてしまう。おかげで同じ本を何度か読んでも新鮮なままだ。経済的だ。十二時まで起きていることはまれである。

リタイア後、仕事量は徐々に減っている。いまは子どもの読み書き障害の治療・研究を行う組織に所属しているが、遠方でもあり、そう仕事があるわけでもない。新潟に移ってからは、大学で教えるのはやめた。長時間の移動で腰痛が起こるようになったからだ。まだ、原稿書きや講演などがまれにある。しかしである、家は仕事場と違い、テレビや本、インターネットはあるし、他人の目がないから仕事には向いていない。若いときから実験が主の仕事だったので、仕事は研究室、家ではグウタラという習慣がいまだに抜けない。おまけに元来、怠惰な性格なので家にいると怠けてしまう。眠くなったらすぐ寝てしまう。

知人が空いた時間に何をしているのか、ほとんど聞いたことがない。知人は自転車に乗って買い物に行く。私の知っている退職高齢者には自転車好きが多い。いわゆるママチャリでＪＲの二駅先のデパートまで行く人、クロスバイクで多摩川べりを走行する夫婦など。私も以前は自転車で散歩に行っていたが、まわりに環境の良いところが少なく、最近は遠出しなくなった。

定期的ではないが、春と秋には低山を徘徊する。新緑と紅葉は見事だ。花も多い。あたり一面カタクリの花に覆われた尾根があったりする。新潟の山は、低山であっても滅多に人に会わない。たまに会うのは高齢者ばかり。また携帯電話の通じないところが多い。麓付近でも木の根本がJの字に曲がっていて、積雪量のもの凄さを物語っている。単独行が多いので、道に迷うか怪我して歩けなくなると、白骨化の可能性がある。尾根道では大きな動物の糞をよく見る。猿も見る。クマ出没、の看板もときどき見る。クマとの遭遇は相当に現実味がある。いまは三時間以上歩くと膝が痛くなるので、山に行く回数は減った。

冬には週に一度くらいの頻度でスキーに行く。新潟に移ってから、何十年かぶりにスキーを再開した。車で一時間ほどのところに小さなスキー場が四カ所ある。どれも昔ながらのスキー場で、食事のメニューは、ほぼカレー、ラーメン、豚汁、豚カツなどに限られるところもあり、はなはだ古典的である。いまどきこれだけ素朴なメニューも珍しいのではないか。雪質は良くないことが多い。スキー場の近くには温泉がある。たいていは土日か休日に行く。リフトの下をカモシカが歩いていたりする。とても小さな足跡が点々とあり、それを目で追っていくと、パソコンのマウスのような五センチほどのネズミが歩いていたりする。いつも空いている。こう書いてきて気付くのは、私は食べること、飲むこと、山かスキーに行くことだけを楽しみに生きているようだ。非創造的だ。

多様な価値観の尊重

雑誌かなにかに、何人かが自分の父親の退職後の生活について書いていた。そのうちの一人は、自分の父親は、暇をもてあましていて、新聞や週刊誌を隅から隅まで読み、政治や経済のことにやたら詳しく、いろいろ批判したり解説を加えたりすると言う。別の一人は、父親が、ほぼ毎日、午前中に仲間とスポーツ・ジムに行き、昼は行きつけの店でビールを飲みながら皆とわいわい食事をするのだそうだ。息子二人は、ああいう風には絶対なりたくないと書いていた。一方、退職した高齢者といえども、体の動く限りは何らかの活動を通して、社会や人に貢献しなければならないと主張する人もいた。六五歳まで働いた人は一応、成功者といえる、という記事を読んだこともある。こういう記事を読むと、六〇歳からブラブラしている知人や私は落伍者なのかと暗澹たる気分になりかかる。

しかしながら、三、四〇年も働いてきてリタイアした人に、ああせい、こうせい、やれ手本にしたくない、落伍者だ、などと押しつけがましいことを言うのは悪い趣味だ。まわりに悪影響を与えない限り、その人の自由を尊重すべきだ。書誌を読み知識を得て、脳を使うのは良いことだ(一緒に住んだり呑んだりすると、うるさそうな感じはするが)。高齢者は何もしないと筋力が急激に衰え、そのまま放っておくと、和式トイレで立ち上がれなくなったりする。そうならスポーツ・ジムに行き、筋力トレーニングをすることは推奨される。認知機能も保たれるのだから。肉体を健康に維持することは、精神活動にも良い影響を与える。それに運動のあとのビールは美味しい。昼に飲めば美味しさがさらに増すような気がする。飲み過ぎは困るが、勤務していたら出来ないことが大手を振ってできるのだから、こんなに嬉しいことはないではないか。消費は生産の源でもある。ささやかながら日本経済に貢献している。物事は多面的なのだから、できるだけ多方面から物事を見よう。多様な価値観はもっと重視されていい。

悪評ふんぷんな高齢者

さて、私も知人と同じで、一日のうち、ことばを発するのは、ほぼ相方と一緒のときに限られる。それ以外で会話するのは、月に一度行く理髪店兼美容院のオーナーと若い美容師、よく行くイタリア料理店のシェフ、年に数度行くヨドバシ・カメラの店員くらいのものだ。ほとんどが二、三〇代の若者だ。頻繁に行くスーパーでは口をきくことはない。客商売の人は高齢者と会話する機会があるが、一般の若者にはないだろう。コミュニケーションの欠如は偏見の元となる。

『エイジング心理学』（谷口・佐藤編）という二〇〇七年に出版された本がある。その第九章には、日、米、英、スウェーデンの大学生がそれぞれの国の高齢者のイメージを評価した研究が引用されている。それによると、（高齢者が）「気難しい」「頑固」「疑い深い」「自分勝手」という悪いイメージを表す項目に対して、日本以外の国の学生の半数以上が「そう思う」と答えたのは「頑固」だけで、残る三項目については多くても四割程度の学生しか賛同しなかった。すなわち高齢者は頑固ではあるが、気難しいわけでも、疑い深いわけでも、自分勝手なわけでもないと判断したのだ。他方、「親切」「誠実」「知恵や知識がある」「健全な判断をする」という良いイメージに関しては、最低の「健全…」で七割前後、その他の項目については八〜九割の学生が賛成していた。すなわち高齢者は、親切で誠実、知恵や知識があって、健全な判断をすると学生達は感じている。米、英、スウェーデンの学生は高齢者を好意的に受け止めているのである。

ところが、日本人学生の高齢者観は著しく否定的なものであった。学生の過半数が悪いイメージの四項目に賛成しており、良いイメージの三項目（親切、誠実、知恵や知識……）でどうにか半数が賛成、「健全な判断をする」にいたっては二五パーセントつまり四人に一人しか、そうだと認めていない。日本人高齢者は、気難しく、頑固で、疑り深く、自分勝手であり、その上、健全な判断もできない、と見られているのだ。日本人高齢者のイメージは看過できないほどに悪い。著者は、他の論文を引用しておらず、結果の解釈についても何も書いていない。

日本人の高齢者観はなぜ悪いのだろう。文献リストでこの論文の出版された年をみると、何と半世紀近くも前の一九六四年である。本は比較的新しいのに、引用論文の方はおそろしく古い。また調査に参加した学生の国籍は、日、米、英、スウェーデンである。このうち米、英は第二次世界大戦の戦勝国、スウェーデンは当時中立国であったが、米英同様、先進国である。対する日本は、敗戦で灰燼に帰した後進国。さらには敗戦により国家体制が天皇主権の軍国主義から民主主義へと激変した。米、英、スウェーデンが大戦前後で国家体制や国民の思想に大きな変化がなかったと思われるのに対し、日本は激変した。

敗戦から約二〇年後の一九六四年は経済が高度成長期にあり、復興著しい時期であったが、当時の大学生の間では、社会主義が幅をきかせていた。評価した学生の世代は戦後の、そして評価された高齢者の世代は一八〇度異なる戦前の、国家体制、教育、思想で育っている。おそらくこの違いが、日本人高齢者の評価を著しく下げている要因のひとつと推察される。欧米の学生と高齢者との間にはこれほど著しい価値観の違いはないのではないか。著者はこの論文より新しいものを引用していないが、日本人の高齢者観は一貫して悪いとあるから、研究はあるのだろう。しかし戦前教育と戦後教育の違いが影響しているのであれば、今年（二〇一二年）

は戦後六七年目であり、戦後教育を受けた日本人学生が、同じく戦後教育を受けた高齢者を評価することが可能になるのは、今年くらいから、ということになる。

もう一つ気になるのは、日本語の「高齢者」「老人」ということばからは、男性しか思い浮かばない点だ。そして「気難しい」「頑固」「疑い深い」「自分勝手」「誠実」「健全な判断をする」などの項目も男性の評価には適しているが、女性には向かないものもあるのではないか。もしそうであれば、評価項目を適切なものに替える必要があるだろう。

私はこの方面の研究には疎いが、もしいまでも日本人の高齢者観が悪いのであれば、それを象徴しているかもしれない現象が思い当たらないわけではない。日本のサラリーマン家庭では父親の影がきわめて薄く、不当な扱いを受けているように思う。家族を経済的に支える大変さは全く考慮も評価もされず、ひたすら侮蔑、非難の対象か、あるいは対象にもされず無視される存在のようである。毎年発表されるサラリーマンを題材にした川柳には、亭主は元気で留守がいいとか、昇進して単身赴任するのが良い亭主、といった内容のものが多い。父親でこうなら、父親の父親の世代つまり高齢者はもっと印象が薄いのかもしれない。

知らない人は異星人

一般に世代が違うと、ことばや行動、価値観が同じにはならない。私は、いわゆる団塊の世代が生まれる二年前の生まれであるが、美容院よりパーマ屋、小麦粉よりメリケン粉、チャリ（チャリンコ）より自転車、飲み会よりコンパ、の方が親密度が高い。若者（や最近は中年世代も）は、新聞やテレビが目の敵にする「ら抜きことば」を使うが、私はほとんど使うことがない（「ら抜きことば」は一段活用の動詞に付く可能の助動詞が、「ら」抜きになる現象で、「このキノコは食べれます」がその例。「…食べられます」が由緒正しい言い方である）。テレビのインタビューなどでは、話している人が「…の情報なんかは、ネットで見れます」と言っているのに、テロップには「…ネットで見られます」と古式ゆかしい言い方に直っていることが多い。しかし「ら抜きことば」は、すでに広く深く浸透しており、早晩、「ら抜き」がふつうの表現になりそうである。ことばは変わる。いまや「ら抜き」ではない可能形の助動詞を使うのはアナウンサーくらいである。ただ印刷されたもので「ら抜き」を見ることは少ない。パソコン入力に使われる日本語辞書には「ら抜き」を使うと警告文が出てくるものがある。それがひとつの原因だと思われる。

「おはよう」「おはようございます」の使い方も変化してきている。大学などでは学生が朝はもちろん、昼過ぎでも学校に来て、クラスメートにその日初めてあったときには、「おはよう」と言うらしい。中年以降の世代にとっては、このようなあいさつの仕方は、夕方から勤務する水商売の人か、勤務時間に早番、遅番のある職業の人のものであって、学生が使うのは奇妙に映る。おそらくアルバイト先での用法が広まったものと思われる。これも定着するのだろうか。内心、やや許せないでいる。

ことば以外では、いまから二〇年ほど前までは、喫煙する男性が多く、喫煙はいまほど悪いことだとは考えられていなかった。当時は人がいようがいまいが、所構わず煙草を吸っていた。古い映画を見ると、男性はところ構わず、チェーン・スモーカーのように、たばこを吸っているシーンをよく見る。また酒の上での不埒な振る舞いはいまよりずっと大目にみられていた。時代によって価値観は変化する。高齢者といえども時代の変遷には適応して生きて行かざるを得ない。昔は煙草をどこでも吸っていたからといって、今でも同じに出来るわけはない。

しかし、概して世代（コホート、コーホート）を語るときには、違いに着目する傾向があり、世代間ギャップは誇張される傾向があるが、その多くは表面的なところに限られると思われる。

村上春樹は、神戸の大震災やオウム真理教が起こしたサリン事件あたりから、暴力装置が働き始めたと書いていたように記憶している。吉本隆明もこの時期から世の中が変わり始めたと述べていたように思う。私にはまったく実感できない。評論家の大塚英志は「オタク」ということばを世に広めたマンガ原作者でもあるらしいが、オウム真理教はオタクの集まりであって、彼らの思想はいろいろなサブカルチャーからパッチワークのように寄せ集めたお粗末なものだという。そしてオウム真理教の出現は、村上春樹や吉本隆明が述べているような世の中の急変だか激変の結果ではないとしている。いつの時代にも上の世代は下の世代に対して、人種が違うとか、新人類などと評し、あたかも世の中が激変してしまったように言うが、そう見えるだけのことだとしていたように記憶している。私には大塚英志の方が妥当だと感じられる。

世代という概念は有用なものと思うが、世代間には、間に第二次世界大戦のような価値観の激変する出来事が入ったとしても、違いより共通点の方が多いと思われる。最近では団塊世代が大きく取り上げられるが、団塊の世代が際立って他の世代と異なっているからというより、むしろ数が多いために生じる社会的経済的影響の大きさ故に取り上げられ、違いを針小棒大に語っているように見える。

高齢者観の悪さは、若年世代が高齢世代を知らないために生じた可能性がある。相手がわからなければ、違いは誇張されるだろう。高齢者世代を知らないことが、もし原因なら、高齢者との交流を活発化すれば、高齢者観は改善されるように思われる。日本と中国、日本と韓国の関係は、領土問題が勃発したりすると、一気に悪くなる。おそらく日本人の方はそれほど興味をもっていないように見えるが、中国人や韓国人の方は激高し、日本を罵りながら、国旗を踏みつけたり燃やしたりする様子がニュースで流される。また時に、中国高官の傲岸不遜な態度を見たり、中国人や韓国人が興奮して相手を口汚く罵るのを見ると、礼節をわきまえない不愉快な人達で理解不能だ、と思ったりする。しかし中国や韓国からの留学生に接してみれば理解不能ということはないし、礼節をわきまえない人たちでもない。相手を知らないときはギャップを大きく感じる。それにしても、領土問題や領海侵犯になると、なぜこうも簡単に気持ちが高ぶったりするのか、興味深い現象だ。用心しないといけない。いつものことながら、わが方の政府の対応の情けないこと。戦争には良いことなどないので、何が何でも回避すべきだが、よくあれだけ腰の引けた対応を思いつくものだ。脱線したが、高齢者と若年者、子どもとの接触の機会を設けることにもっと力を入れるべきだろう。

自分が高齢者ではない理由

本書の冒頭で述べたが、自分自身が高齢者の年齢に達しているにもかかわらず、高齢者だと認識していないのはなぜだろう。あるとき、父母の家に行って、たまには父母と飲もうと思い、近くの酒屋にビールを届けてもらったことがある。そのとき届け先を言ったら、酒屋の主人が

「ああ、〇〇さんのお爺ちゃんの家ね」と言った。父母の家には小さな子どもはいないから、「〇〇さんのお爺ちゃん」とは、〇〇さんの家の祖父の意味ではなく、〇〇という姓の高齢者という意味である。これには非常に驚いた。他人である酒屋の主人が、父を「お爺ちゃん」と呼んだことにである。父は晩年、アルコールをほとんどたしなまなかったから、酒屋の主人とは親しい間柄ではない。

そのとき、私は父を「お爺ちゃん」と思ったことがないことに気付いた。私にとって、祖父ではない「お爺ちゃん」とは、高齢の男性ではあるが、まったく知らないか、よく知らない人を指すことばだということも理解した。私は父母を小さなときからずっと知っていて、父母に関する数多くの思い出がある。こういう高齢者は私にとっては「お爺ちゃん」や「お婆ちゃん」ではないらしい。

他のケースを探してみた。二人のわが師が浮かんだ。正確にはわからないが、おそらく私より一五歳くらい年上である。お二人が私の「お爺さん」の概念に当てはまるかどうかを考えてみた。畏れ多いことではあるが、道を歩いているお二人を知らない人が見たら、何のためらいもなく「お爺さん」と思うだろう。しかし私にはどう転んでも「お爺さん」ではない。私はお二人をよく知っているつもりでいる。若いときから最近に至るまでの記憶がつらなっている。私は並外れた落ちこぼれ学徒であったから、いまでも赤面し冷や汗が出てくるような記憶しかないが。

それでは私自身はどうだろう。私は自分を（哲学的な意味ではなく、ふつうの意味合いで）よく知っている。父母や師よりよく知っているだろう。そして生物学的年齢からは間違いなく高齢者であるのに、高齢者とは思っていない。

家の窓から時折見る土地持ちの男性はどうだろう。アパート、貸家などがあるようだが、家の敷地内や近くに結構な広さの畑があり、せっせと野菜を作っている働き者だ。この人は間違いなく高齢者に見える。私は「△△さんのお爺ちゃん」と勝手に呼んでいる。しかし、この人とは口をきいたことがなく、顔もしかとはわからない。道で会ってもわからないだろう。この人を「お爺ちゃん」と呼ぶことにはまったく違和感はない。

これらのことから推測すると、私にとって「お爺ちゃん」ないし「お婆ちゃん」とは、私がその人となりをよく知らない高齢者でなければならない。よく知っている人は高齢であってもエイジレスというのか、年齢ないし見かけに対して与えられるお爺さん、お婆さんなどの呼称が当てはまらないようである。

ひるがえって私はというと、自分が小さな子どもであったときから現在にいたるまでの記憶で着ぶくれしている。どの年齢かに関係なく記憶をいつでも手にとって仔細に眺めることができる。後から再構成されたものかもしれないが。いろいろな年齢のときの記憶が融合して存在している。それゆえだろうか、私自身は年齢に無関係でエイジレスな存在と認識していて、お爺さんとか高齢者とは思っていないのではないだろうか。わざわざ調べるまでもないが、agelessを辞書（英辞郎）で引いてみると、「年を取らない（ように見える）」「不老の」「永遠の」「時間を超越した」とある。そうか、肉体は衰えても、生きている限り、主観的には私は時間を超越しているのか。

ただ、私は高齢者としてはまだフレッシュ・マン、新米、新人である。近年、寿命が延びるのにともない、真に高齢者と呼べるのは七五歳以上の人と考えるのが妥当だとする人が多い。そうなら私はまだ高齢者としては真を打っていない。ほんとうのところはまだ経験していないのかもしれない。もしそれまで生きながらえることができたら、身体や認知機能がどうなるのか、身をもって知ることができるだろう。鬼が出るか仏が出るか、知る由もないが、いまは楽しみにしている。

[著者紹介]

辰巳　格（たつみ　いたる）
1945年、熊本県生まれ。電気通信大学修士課程修了。東京都老人総合研究所 言語・認知・脳機能研究グループ・リーダーを経て、2005年よりLD・Dyslexiaセンター理事（研究顧問）。
この間、米国オハイオ州立大学客員研究員、放送教育開発センター客員教授を務め、岩手県立大学、筑波大学、東京大学などで言語・高次脳機能の老化、障害に関する講義を担当。
認知神経心理学研究会常任運営委員、日本高次脳機能障害学会評議員、日本音声言語医学会参与、など。医学博士。

ことばのエイジング——ことばと脳《のう》と老化《ろうか》の科学《かがく》

NDC493／x, 229p／19cm

初版第1刷——2012年5月15日

著者————辰巳《たつみ》　格《いたる》
発行者————鈴木一行
発行所————株式会社　大修館書店
〒113-8541　東京都文京区湯島2-1-1
電話03-3868-2651（販売部）　03-3868-2293（編集部）
振替00190-7-40504
[出版情報]　http://www.taishukan.co.jp

装丁者————井之上聖子／イラスト　安田みつえ
印刷所————壮光舎印刷
製本所————三水舎

ISBN978-4-469-21340-9　Printed in Japan